안과전문의가
들려주는 **눈 건강**
Best 50문 **50**답

안과전문의가 들려주는 눈 건강 Best 50문 50답

초판 _ 2023년 4월 24일

지은이 _ 현상윤

디자인 _ enbergen3@gmail.com

펴낸이 _ 한건희

펴낸곳 _ 부크크

출판등록 _ 2014.07.15.(제2014-16호)

주소 _ 서울특별시 금천구 가산디지털1로 119 SK트윈타워 A동 305호

전화 _ 1670-8316

이메일 _ info@bookk.co.kr

홈페이지 _ www.bookk.co.kr

ISBN _ 979-11-410-2465-9

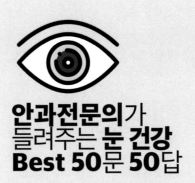

안과전문의가
들려주는 **눈 건강**
Best 50문 **50**답

Intro

서문

"제 눈에도 백내장이 있나요? 눈에 이상이 있나요?"

진료실에서 환자를 보다 보면 대부분의 환자들이 안과적 상식(common sense)에 대한 궁금증이나 안과 질환과 관련된 불편함을 겪고 있음을 알 수 있습니다. 희귀하고 감별에 유의를 요하거나 정말 치료가 어려운 병을 가진 환자는 많지 않습니다.

제 진료실에 찾아오시는 환자분들의 병과 궁금증을 주제별로 엮어보면 다음과 같이 8가지로 정리할 수 있습니다. 시력 교정술, 백내장, 녹내장, 망막 질환, 굴절 이상(근시), 사시, 건조증, 눈꺼풀 질환이 그것입니다.

안과학은 그 자체가 대중적이지 않은지라 의사들조차도 이해하기 어려워하고 기피하는 학문입니다. 하물며 일반적인 사람들은 어떨까요? 안과학이 낯선 학문이긴 하지만 기본적인 원리나 비교적 이해하기 쉬운 부분을 쉽게 풀어서 설명한 책이 필요하다고 생각했습니다. 대부분의 안과 환자들은 간단한 이론만 잘 파악하면 본인의 증상과 질환, 그에 대한 치료 과정을 이해할 수 있습니다. 이러한 이해가 전제되어야 좋은 치료 결과를 기대할 수 있습니다.

이 책에서는 안과의 기초적인 내용을 환자분들이 이해하기 쉽게 해설하도록 노력했습니다. 각각의 제목은 진료실에서 실제로 환자분들에게 들었던 물음을 떠올려 작성하였으며 내용도 최대한 환자에게 설명하는 것처럼 서술하였습니다. 다만 의학은 증거 중심 논거(Evidence-based)가 기본이기 때문에 관련된 논문이 있으면 간단히 소개하고 중심 내용과 결론을 같이 실으려고 노력하였습니다. 이때 일정 이상의 인용 횟수를 기록한 검증된 논문만을 취급하려고 하였습니다.

많은 환자를 보다 보면 거듭 같은 내용을 설명하게 됩니다. 설명을 하면 할수록 환자가 정말로 궁금해 하거나 치료에 핵심이 되는 내용을 계속 고민하게 되고, 이러한 부분 위주로 진료하려고 노력하게 됩니다. 그중에서도 가장 빈도가 잦은 내용을 뽑아 관심이 있는 분들은 집에서 두고두고 읽으면 좋으리라 생각해서 이러한 책을 만들게 되었습니다.

이 책을 읽고서도 궁금한 점이 있으시다면 안과 진료실을 찾아주시길 바랍니다. 부디 의사의 일방적인 설명과 치료법을 따르는 것이 아니라 자신의 눈 상태와 건강에 대해 지식을 갖고 안과 전문의와 즐거운 토론을 통해 자신에게 맞는 치료 방법을 찾으시길 바랍니다.

현상윤

Recommendation

추천사

"환자의 눈높이에서 안과 전문의가
들려주는 눈 건강 이야기!"

안과 전문의가 진료실 밖으로 나와 환자들에게 해주고 싶은 이야
기들이 있습니다. 이 책은 실제 안과 진료실에서는 많은 환자들
로 인하여 자세히 들려주기 어려운 안과 이야기들을 쉽게 풀어
다루고 있습니다. 특히 안과 환자들이 가장 궁금해할 것 같은 50
개의 질문을 추려, 친절히 그리고 정확하게 답변해주고 있습니
다.

제가 아는 현상윤 원장님은 환자들에게 진심으로 다가가는 사람
입니다. 조금이라도 환자가 자신의 질환에 대해 잘 이해했으면
하는 바람에서 이 책을 쓰신 걸로 압니다. 저는 환자 본인이 자신
의 질환에 대해 정확히 아는 것은 너무나 중요하다고 생각합니
다. 특히 안과는 의학 분야에서 다른과 의사들도 어려워하며 낯
설어 하는 매우 스페셜한 분야이기 때문에 정보의 홍수 속에서
불필요하고 부정확한 정보를 걸러내는 것 역시 중요합니다.

이 책은 안과 전문의로써 오랜 기간 활동하며 체득한 소중한 안과 관련 전문 지식을 정확하고 빠르게 이해할 수 있게 도와줄 것입니다. 나아가 환자들이 쉽게 접하기 어려운 최신 지견의 논문들도 소개해주고 있어, 두고두고 반복해서 보셔도 좋을 것으로 생각합니다.

만성적인 안과 질환이 있어 안과에 자주 다니거나, 안과 수술을 염두에 두고 계신 분이 있다면 이 책은 쉽고 재미있게 읽혀 질 것입니다. 책을 읽으신 모든 분들의 눈 건강을 바라며 기쁘게 이 책을 추천합니다.

충북대학교병원 안과 교수 황혜성

Contents

목차

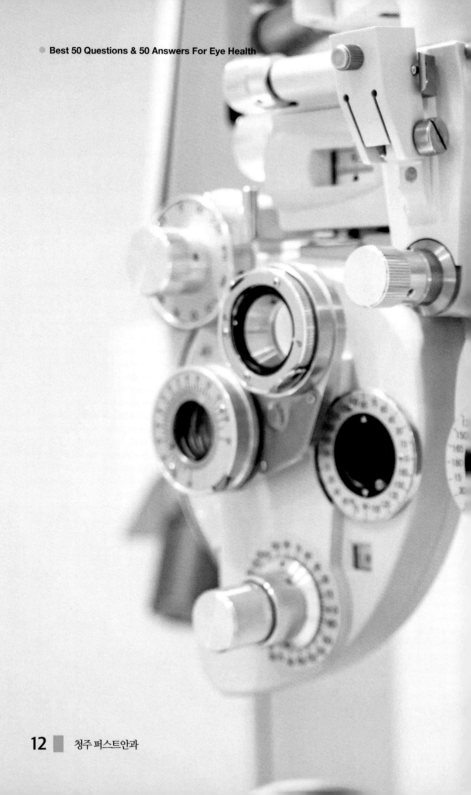

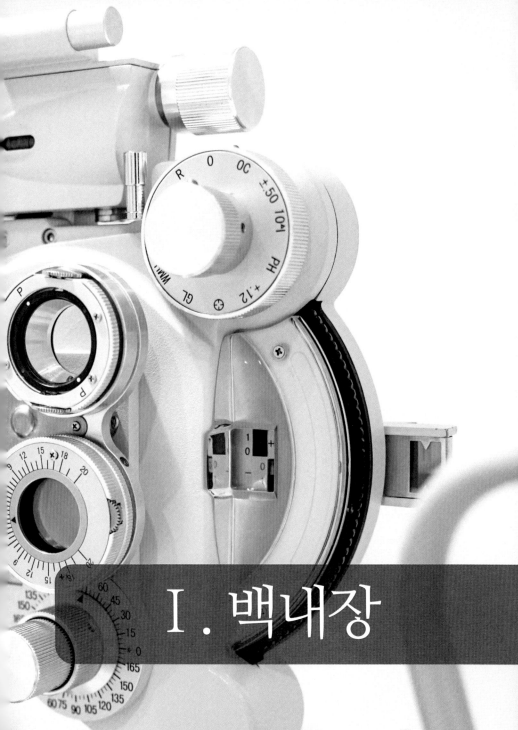

I. 백내장

1. 백내장이란 무엇일까?

60대 이상 노년층 환자분들은 백내장에 대해서 걱정해보신적이 있을겁니다. 백내장은 무엇일까요?

먼저 눈의 구조에 대해 살펴보겠습니다.

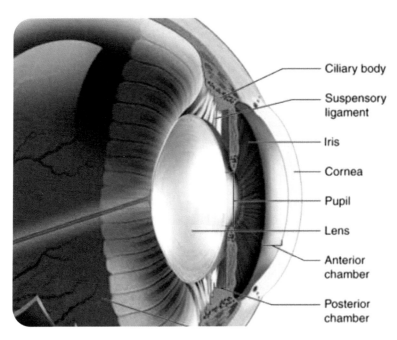

눈 전면 (전안부) 의 구조, 각막, 홍채 뒤 수정체가 위치

앞에서부터 각막, 홍채, 그리고 홍채 뒤에 커다란 볼록 렌즈의 역할을 하는 수정체가 위치해 있습니다. 이 수정체는 섬모체소대라고 하는 가느다란 실에 매달려 가운데에 떠 있습니다. 수정체는 빛을 모아주는 볼록 렌즈 역할을 합니다.

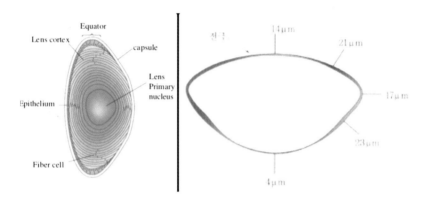

수정체의 구조, 수정체낭

수정체는 위와 같은 모양을 지니고 있습니다. 앞쪽은 **14㎛**가량 뒤쪽은 **4㎛**가량의 아주 얇은 수정체낭으로 쌓여 있고 그 속에 수정체 섬유, 맨 안쪽에 수정체 핵이 있는 식이지요. 이 수정체 섬유들은 가지런히 나열되어 빛이 잘 통과하고 굴절되게 유지해 줍니다. 이러한 수정체가 투명하게 유지되어야 시력이 밝고 또렷하게 유지될 수 있습니다. 노화나 모종의 이유로 수정체가 투명하게 유지되지 못하고 혼탁이 생기는 것이 바로 백내장입니다.

백내장을 일으키는 원인으로는 노화, 흡연, 당뇨, 영양 부족, 신부전, 대량 설사 등이 알려져 있습니다. 이 중 가장 큰 영향을 끼치는 것은 노화에 의한 변화입니다. 수정체 섬유질은 수용성 단백질로 이루어져 있는데 활성 산소에 의한 산화스트레스를 받으면 불수용성 고분자 단백질이 수정체 내에 발생하게 되고 이것이 수정체의 혼탁을 일으킵니다. 불수용성 고분자 단백질이 많아지게 되면 수정체의 투명도를 잃게 되고 따라서 광선 투과율이 떨어지면서 시력이 저하되게 되는 것이지요.

백내장에 의한 혼탁은 여러 가지 형태로 나타납니다. 전낭하백내장, 핵백내장, 후낭하백내장, 후극부백내장 등 형태에 따라 백내장을 나누는데 중요한 것은 형태가 아니라 시력을 얼마나 저해하는가에 달려있습니다.

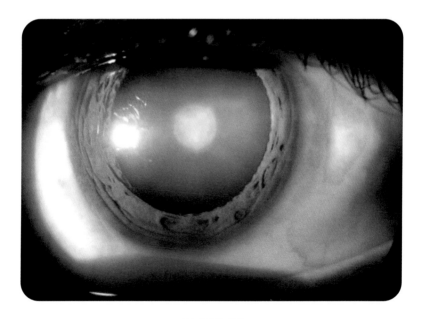

후극부백내장

한번 혼탁이 온 수정체는 다시 맑은 상태로 되돌릴 수 없기 때문에 이미 백내장이 온 눈을 약물로 회복시키는 것은 어렵습니다. 백내장은 수술로만 치료가 가능하다는 말은 그 때문에 나온 것입니다. 수술은 변성된 수정체를 눈속에서 꺼내고 원래의 수정체와 같이 빛을 모아줄 수 있는 역할을 하는 인공수정체를 제거된 수정체가 위치하던 자리에 넣어주는 것입니다.

2. 백내장 수술은 언제 해야 할까?

백내장이 시작되면 물체가 겹쳐 보이거나 눈이 침침하고 시야에 안개가 낀 듯한 증상이 나타납니다. 이를 방치할 경우 실명에 이를 수 있기 때문에 주의 깊은 관찰과 적절한 시기의 수술이 필요합니다. 더욱이 백내장이 너무 많이 진행되면 수정체가 딱딱해져 수술이 어렵고, 백내장이 많이 팽창했을 경우 급성 녹내장을 일으키거나 합병 백내장으로 진행해 눈 속에 염증을 일으키기도 합니다.

그렇다면 백내장 수술은 언제 해야 할까요?

백내장의 수술 시기는 따로 정해져 있지 않지만 첫째로 환자가 백내장으로 인한 시력 저하를 느끼기 시작하면 수술할 것을 고려합니다. 같은 백내장이 있더라도 본인이 불편함을 느끼지 않는다면 수술을 미루는 것이 좋습니다. 모든 수술은 본인이 필요성을 느낄 때 해야 가장 만족감이 좋습니다. 따라서 백내장의 수술 시기는 환자의 생각을 들어보고 결정하는 것이 좋습니다. 다만 백내장 진단을 받았으나 수술이 무서워 시력 저하, 시야 흐림 등을 참는 분들이 있는데 이렇게 계속 참다가는 안압이 높아지는 이차성 녹내장이 생기거나 백내장이 오래되어 파열되는 합병증이 생길 위험이 있습니다. 그러므로 60세 이상인 경우 정기적으로 안과에 오셔서 시력 검사나 세극등현미경검사를 받고 적절한 때가 되었다면 백내장 수술을 받는 것이 좋습니다.

3. 음주가 백내장에 미치는 영향은?

   하루 한 잔 정도의 와인 섭취가 심장병을 예방할 수 있다는 것은 널리 알려진 사실입니다. 와인에 들어 있는 각종 항산화제 (플라보노이드, 폴리페놀, 카테킨, 안토시아닌)들이 산화 스트레스로 인한 세포 손상을 방지하는 역할을 하기 때문입니다.

   백내장은 결국 수정체를 구성하고 있는 수용성 단백질이 산화스트레스에 의해 변해가는 것입니다. 이러한 산화스트레스를 일으키는 대표적인 원인은 자외선이지요. 그럼 하루 한 잔 정도의 꾸준한 와인 섭취를 통하여 체내 항산화제의 농도를 올려주는 것이 백내장을 예방하거나 증상 발현을 느리게 할 수 있을까요? **"Alcohol consumption and incident cataract surgery in Two Large UK Cohorts. Ophthalmology. Vol 128 837-847, June 01 2021"** 연구에 따르면 알코올을 마시는 사람이 알코올을 마시지 않는 사람보다 더 백내장 수술을 받지 않았으며 특히 다변항분석을 해 보았을 때 맥주 화이트 와인 등은 백내장 수술과의 연관성이 없었으나 레드 와인을 주로 마신 사람들은 비음주 (**non-drinker**)군에 비해 백내장 이 덜 진행된 것으로 나타났습니다. 이는 레드 와인의 특성으로 인한 것으로 생각되며 레드 와인 속 라스베라트롤과 같은 강력한 항산화 효과를 가지는 물질들과 관련 있을 것으로 생각됩니다.

   그러나 지나친 알코올을 섭취하면 간 기능이 저하되거나 산화 스트레스를 촉진하여 전반적인 건강의 저하를 초래할 가능성이 큽니다. 특히 과도한 음주는 심뇌혈관 질환과 알코올성 치매와 강력한 연관성을 가지고 있습니다. 따라서 과도한 음주는 지양하는 것이 좋습니다. 그러나 피할 수 없는 술자리가 있거나 가끔 저녁식사후 곁들이는 반주에는 한두 잔 정도의 와인을 마시는 것이 백내장 예방에 효과가 있을 수 있습니다. 화이트 와인이나 맥주보다는 레드 와인을 마시는 것이 더 도움이 됩니다.

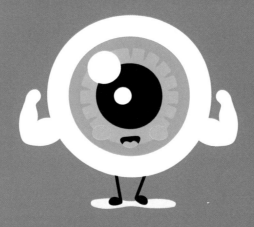

"하루 한 두잔의 레드와인 섭취는
백내장을 예방할수 있습니다"

Best 50 Questions & 50 Answers For Eye Health

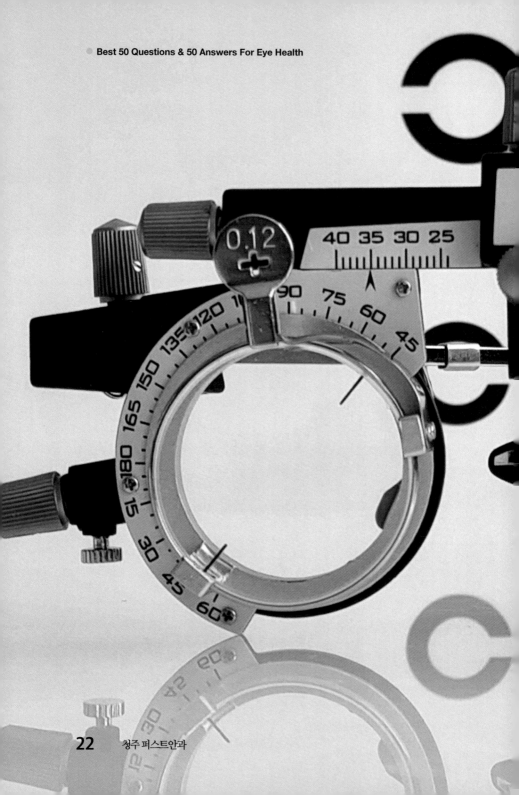

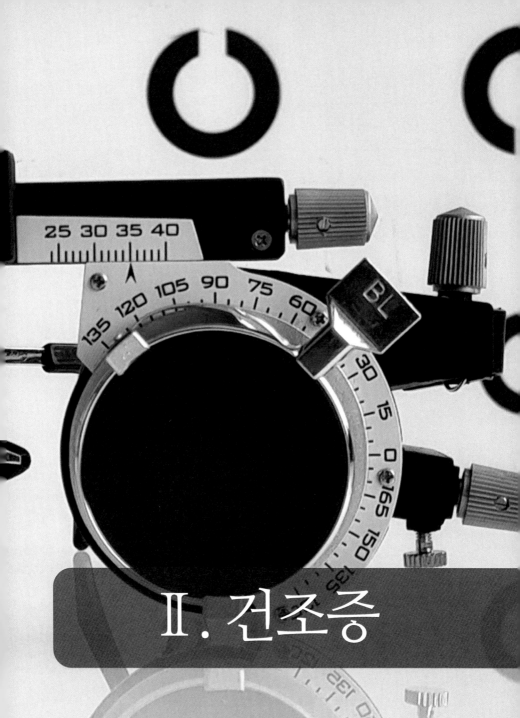

Ⅱ. 건조증

4. 건조증이 생기는 원인은?

시림, 따가움 그리고 시야 흐림까지 동반하는 건조증, 잘 해결되지도 않고 답답하시죠?

현대인들이 대부분 가지고 있는 안구건조증은 왜 생기는 걸까요?

건조증에 가장 큰 영향을 미치는 원인은 연령에 따라 다릅니다.

1) 10~20대
2) 30대 이후

10~20대에서 건조증을 호소한다면 보통 두 가지 중 하나인 경우가 많습니다. 장시간 콘택트렌즈 착용 또는 알러지성결막염입니다.

눈의 검은자라고 불리는 각막은 혈관이 존재하지 않습니다. 따라서 필요한 산소를 눈물에서 흡수합니다. 콘택트렌즈를 장시간 착용하게 되면 렌즈 뒤쪽 눈물이 순환하지 못해 산소 농도가 떨어지게 되고 장시간 산소 흡수를 하지 못한 각막 상피 세포가 죽어가기 시작합니다. 이러한 분들은 보통 렌즈를 끼고 있을 때는 렌즈가 1차 보호막이 되기 때문에 이물감을 잘 못 느끼다가 렌즈를 빼고 나서 각막이 노출되었을 때 이물감을 느끼는 경우가 많습니다.

이러한 이물감 및 뻑뻑한 증상은 렌즈 착용 시간이 오래될수록 그리고 산소 투과율이 떨어지는 컬러 렌즈를 꼈을 때 더 흔하게 느끼게 됩니다. 또한 당장의 각막 상피가 상한 것도 문제이지만 더 나아가 이러한 상처가 반복적으로 생성, 치유되는 과정에서 각막 신경에 손상이 오게 됩니다. 각막 신경이 손상되면 점점 각막의 감각이 무뎌지는데, 무뎌진 각막은 건조함의 신호를 눈물샘에 적절히 보내지 못해 눈물 분비를 감소시키고 안구건조증을 심화시킵니다.

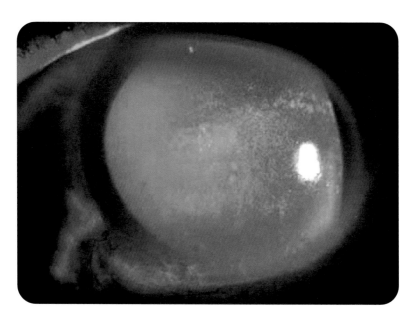

장시간 콘택트렌즈 착용에 따른 각막 상처

이러한 일이 반복되는 것을 막기 위해서는 렌즈를 착용하지 않는 것이 가장 좋지만, 꼭 렌즈를 착용해야 한다면 렌즈 착용 중 인공 눈물을 점안하고 순목운동(눈을 3~4초간 강하게 감았다가 3~4초간 뜨는 운동)을 자주 해 주는 것이 좋습니다. 이러한 순목운동은 렌즈뒤쪽의 눈물을 순환시켜 새로운 눈물을 공급해줄 수 있습니다. 또한 렌즈를 착용한다면 하루에 6시간 이하로 착용하는 것이 도움이 됩니다. 렌즈착용시간이 길수록 각막 상피가 손상될 확률이 높아지기 때문입니다. 소프트 콘택트렌즈를 잠에서 일어나자마자 착용 후 다시 잠잘 때 빼는 습관을 가지고 있다면 눈이 손상될 확률이 높습니다. 되도록 집에서는 안경을 끼는 습관을 들이도록 하고 렌즈는 외출 시 착용 - 퇴근하고 집에 오면 바로 빼는 것이 좋습니다. 컬러 렌즈는 웬만하면 끼지 않는 것이 좋습니다. 렌즈 중간에 뿌려져있는 염료가 산소 투과율을 더욱 떨어지게 하기 때문에 렌즈 뒤 눈물의 산소 농도가 더 빨리 감소하게 되기 때문입니다.

 알러지성결막염은 나이 든 사람보다 10대 ~ 20대에서 더 많으며 전체 인구의 20~30% 정도가 앓고 있습니다. 눈에 자꾸 모래가 들어간 느낌이 들거나, 간지럼증이 동반되고 충혈, 결막 부종이 있는 경우 알러지성결막염을 의심하는 것이 좋으며 가까운 안과 전문의에게 방문하여 알러지성결막염이 있는지 확인하는 것이 좋습니다.

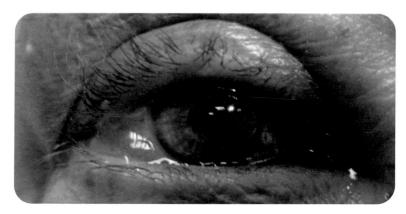

알러지성결막염으로 인한 결막 충혈

알러지성결막염이 있는 사람이 알러지 유발 물질을 접촉하게 되면 결막에서 염증성 물질들이 분비되고 이러한 염증성 물질이 결막의 이물감을 유발하며 더 나아가서는 눈물막을 불안정하게 만들어 건조증을 더욱 심화시킵니다. 계절에 따라 특히 환절기에 심해지는 건조증을 겪고 있다면 알러지성결막염을 의심하여야 합니다.

알러지성결막염이 있는 분들은 손을 자주 씻고, 금연하며, 환기를 자주 하는 것이 좋고, 증상이 심한 경우 알러지성결막염을 치료하는 소염제나 히스타민 안정제 등을 사용할 수 있습니다. 증상이 반복되는 경우는 알러지의 원인물질을 찾기 위해서 혈액검사나 **skin prick test** 등을 통하여 본인에게 해당하는 원인 물질을 찾고 회피 요법을 시행하는 것이 도움이 될 수 있습니다.

30대 이후에는 본격적으로 안구건조증이라고 할 수 있는 질환들이 생기기 시작합니다. 우리 눈은 눈물막을 촉촉하게 유지하기 위해서 다음의 3가지 요건이 필요합니다.

1) 눈물
2) 기름막
3) 눈 깜빡임

이 중 한 가지라도 결핍되거나 부족하다면 건조증이 생기게 됩니다.

먼저 눈물이 안 나와서 생기는 건조증을 수분 부족형 건성안이라고 합니다. 이는 전체 건조증 환자의 30% 정도로 생각보다 많지 않습니다. 가장 전형적인 수분 부족형 건성안은 쇼그렌증후군이나 스티븐스-존스 병, 이식편대 숙주 거부 반응 같은 전신적인 질환에서 나타나게 됩니다. 이러한 병들은 눈물을 분비하는 눈물샘 (**Lacrimal gland**)에 염증을 일으켜 눈물분비량을 감소시킵니다. 이러한 병들이있지 않아도 나이가 들수록 눈물 분비 능력은 선형적으로 저하됩니다. 눈물분비량을 늘리기 위해서는 몸이 탈수되지 않도록 항상 수분 섭취를 늘리고 음식을 짜게 먹지 말아야 합니다. 또한 눈물이 증발하여 없어지는 것을 막기 위해 가습기를 활용하는 것도 도움이 됩니다. 눈물이 안 나오는 수분 부족형의 경우 인공 눈물을 자주 쓰는 것이 큰 도움이 됩니다.

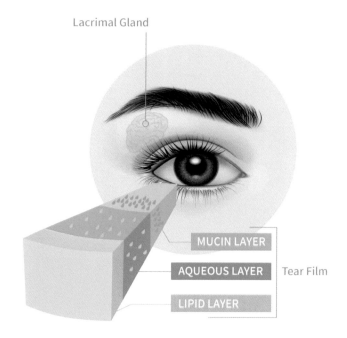

눈물층의 3중 구조, 기름, 수분, 점액층

두 번째로 기름막의 문제인 마이봄선 기능 장애입니다. 실제로 대부분의 건조증은 단일 요인이 아닌 눈물분비 부족과 마이봄선 기능장애가 복합적으로 작용하는 경우가 많지만 그중 흔한 문제가 되는 것은 마이봄선 기능 장애입니다. 마이봄선기능장애로 인한 건조증은 전체 건조증의 70% 정도를 차지합니다. 마이봄선은 속눈썹 안쪽 눈꺼풀 테에 위치하며 눈을 깜빡일 때마다 눈물층의 맨 겉층인 기름층을 형성해 주는 역할을 합니다. 이 마이봄선에서 점도가 부드럽고 투명도가 높은 맑은 기름이 자연스럽게 나오는 것이 정상입니다. 그러나 중장년층으로 접어들면서 마이봄선의 기름이 점점 굳고 끈적거리면서 투명도가 떨어지게 되며 이것이 마이봄선을 막아 기름이 나오는 경로 자체를 막게 됩니다. 이러한 기름이 마이봄선 안에서 쌓이면서 주변으로 압력을 유발하게 되고 눈꺼풀테 전체에 염증을 일으키게 됩니다. 마치 피부의 기름샘과 비슷한 원리인데 피부 모공에 위치한 기름샘이 막히면 여드름이 되고 블랙헤드가 되듯이 마이봄샘도 막히는 것이죠.

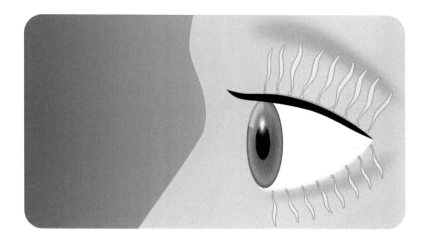

눈꺼풀에 위치한 마이봄샘

기름층이 잘 형성되지 않으니 눈물이 외부공기에 노출되어 금방 증발해 버리고 이 때문에 눈물이 자꾸 마르게 됩니다. 그래서 마이봄선 장애에 의한 건조증을 증발형 건조증이라고 부릅니다. 이러한 경우 일단 가장 간단한 치료로는 눈꺼풀 닦아주기(**Lid scrub**)가 있습니다. 아침저녁 하루 2회 눈꺼풀 세정을 위해 개발된 특별한 솜이나 면봉으로 눈꺼풀테를 닦아주는 것이 도움이 됩니다.

조금 더 심한 경우에는 온열요법(**warm compressor**)으로도 효과를 볼 수 있습니다. 눈을 따뜻하게 해주면 막혀 있던 기름이 녹아서 흘러나오게 됩니다. 찜질팩이나 스팀 타월을 눈 위에 올려놓으면 되고 심부 온도가 42도 이상은 올라가야 기름이 녹을 수 있기 때문에 목욕탕의 온탕 정도 온도로 찜질을 해주면 됩니다. 최근에는 눈꺼풀테 주변 레이저 조사로 건조증을 호전시키는 방법도 생겨났습니다. 눈가에 피부과에서 쓰는 IPL 레이저를 쏘는 것입니다. IPL 레이저 조사 시 심부 온도를 급격하게 올려 막혀 있던 기름샘을 쉽게 녹일 수 있고 또한 눈꺼풀 주위 이상 혈관을 없애서 만성적으로 존재하던 염증 반응도 줄여줍니다. 보통 **IPL** 레이저 조사 직후 눈꺼풀테 압출 (**compressing**)을 시행합니다.

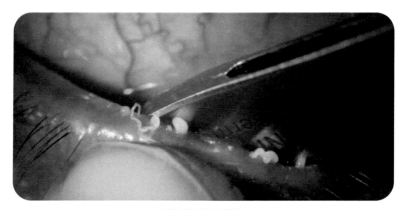

마이봄샘 압출법

마지막 요소는 눈 깜빡임입니다. 눈물과 기름 모두 눈 깜빡임에 의해 눈 전체에 도포되는데 이러한 눈 깜빡임이 현저하게 줄어들면 당연히 건조증이 일어날 수 있습니다. 눈 깜빡임이 문제 되는 경우는 다음의 두 가지입니다.

1) 눈을 깜빡이는 빈도가 줄었을 때
2) 눈을 깜빡일 때 끝까지 깜빡이지 않을 때

눈 깜빡이는 빈도는 언제 줄어들까요?

인간은 1분에 20회 정도 눈을 깜빡인다고 합니다. 그러나 우리가 무엇인가를 자세히 보거나 집중할 때는 눈 깜빡임의 횟수가 1/10로 감소합니다. 책을 열심히 보거나 운전을 많이 한 후 눈이 뻐근한 적이 있으시죠? 이는 눈 깜빡임의 횟수가 줄어들었기 때문입니다. 건조증으로 고생하신다면 열심히 보는 행위 - 책보는 시간, 드라마 보는 시간, 운전하는 시간, 핸드폰 보는 시간을 줄이는 게 좋습니다. 그리고 무엇을 열심히 보게 된다면 의식적으로 눈을 깜빡이는 것이 좋습니다. 의식하지 않고 있으면 눈을 뜬 채로 있게 되니까요. 또한 열심히 보고 나서는 인공 눈물을 자주 넣어주세요

눈을 끝까지 깜빡이지 않는 것은 눈을 깜빡이긴 하나 아랫눈꺼풀에 닿을 정도로 다 감지 않는 경우입니다. 이러한 분들은 각막 아래쪽 부분에 건조증이 집중적으로 있는 편입니다. 대부분 잘못된 습관이 원인이지만 쌍꺼풀 수술을 과도하게 해서 윗눈꺼풀을 위로 당겨 놓은 경우, 안면 마비 증상에

의해 눈을 깜빡이는 힘이 저하되어 있는 경우에도 발생할 수 있습니다. 이 때 눈 깜빡임을 완전하게 하는 훈련을 하는 것이 도움이 됩니다. 보통 의식적으로 눈을 한번씩 감고 있는 운동을 할 것을 추천합니다. 그러나 이러한 운동으로도 해결이 안 될 때 특히 쌍꺼풀수술이 과도하게 시행되었거나 안면 마비 증상이 있는 경우 연고를 쓰거나 상안검에 무거운 판을 삽입하여 눈이 감기도록 도와주는 수술을 하는 것도 도움이 될 수 있습니다.

5. 수분 부족형 건조증은 어떻게 치료할까?

    수분 부족형 건성안은 말 그대로 눈물(수분)이 부족한 것으로 눈물층의 3가지 구성 요소인 점액층, 수성층, 기름층 중에 수성층 형성에 문제가 생기는 질환입니다. 눈물은 주눈물샘(**Major lacrimal gland**)과 부눈물샘(**Minor lacrimal gland**)에서 생성되게 되는데 주눈물샘은 눈의 상외측에 위치하며 전체 눈물 분비의 90% 정도를 담당합니다. 주눈물샘은 각막 표면에 위치한 각막 신경 즉 삼차신경에 연결되어 신경 자극에 대한 반사 작용으로 눈물이 발생하는데 각막 표면에 상처가 반복해서 발생한 경우 (특히 콘택트렌즈 과다착용), 라식 수술 후 각막 표면 신경이 감소한 경우, 삼차신경염 등 신경에 문제가 있거나 전신적인 질환에 의해 눈물샘 자체의 염증 또는 경화가 있을 경우 눈물 분비량이 감소하게 됩니다.

    부눈물샘은 안구 표면 결막에 위치한 크라우제샘(**Krause gland**)과 볼프링샘(**Wolfring gland**)을 말하며 눈물 분비량의 약 10%를 담당합니다. 이러한 부 눈물샘은 자극에 의해 분비된다기보다 평상시 항시적으로 누액을 분비합니다.

    이러한 눈물샘의 노화 과정을 촉진하는 데 결정적인 역할을 하는 것은 남성호르몬(안드로겐)의 감소입니다. 남성은 갱년기 때 안드로겐이 감소함으로써 이러한 변화가 촉진될 수 있으며 여성은 임신 시, 수유 시, 경구 피임약 복용 시 여성호르몬의 수치가 증가하고 이로 인해 남성 호르몬(안드로겐)

분비가 줄어듦으로써 건조증이 촉진될 수 있습니다. 특히 폐경기 여성에서 갱년기 증상을 줄이기 위해 시행하는 호르몬 대체 요법 (**Hormone replacement therapy**)에서 건조증 증상이 더 심해질 수 있습니다.

눈물이 부족한 수분 부족형 건성안의 경우 증발형 건성안보다 치료가 어려운 경우가 많습니다. 눈물샘의 손상이든 눈물샘까지 이어지는 각막 신경의 손상이든 한번 손상이 이루어지고 나면 다시 회복되지 않기 때문입니다. 그러므로 치료의 목표는 이러한 손상을 더 이상 악화시키지 않는 것, 그리고 외부에서 인공눈물을 점안하여 눈물 양을 늘려주는 대증적 요법을 주로 하게 됩니다.

수분부족형 건조증의 치료

첫 번째 단계로 인공 눈물을 자주 점안합니다. 하루에 5~6회 이상의 인공 눈물을 점안하여야 하며 인공 눈물의 점도를 늘려주고 보습 효과를 향상해주는 히알루론산 인공 눈물을 주로 사용합니다.

두 번째 단계로 눈물이 내려가는 길인 눈물점을 폐쇄합니다. 눈물점은 눈물이 코로 배수되는 입구 역할을 하는 구멍으로 콜라겐 또는 실리콘 눈물점 마개를 삽입해 눈물점을 막아줍니다. 눈물점에서 눈물이 내려가는 시간이 길어지게 되고 눈에 남아 있는 눈물 양을 늘리는 효과를 볼 수 있습니다.

이러한 치료로도 건조증에 의한 불편감이 느껴지게 된다면 물을 머금을 수 있는 함수율이 높은 치료용 콘택트렌즈를 사용하거나 렌즈 자체에 생리 식염수를 채워 넣고 눈 위를 어항처럼 덮어주는 공막 렌즈 등을 사용해 볼 수 있습니다.

6. 증발형 건조증(안검염)은 어떻게 치료할까?

안구건조증의 70%는 눈꺼풀에 존재하는 마이봄샘이라고 하는 기름샘 이상으로 생깁니다. 마이봄샘은 눈꺼풀에 존재하는 피지샘(기름샘)으로 깜빡일 때마다 눈 표면을 기름으로 감싸 주는 역할을 합니다. 이러한 마이봄샘의 역할로 인하여 눈물이 증발하지 않고 기름막에 갇혀 눈물막이 유지될 수 있는 것이죠.

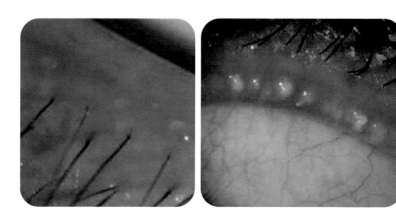

맑게 분비되는 마이봄과 마이봄샘 장애로 굳어버린 마이봄샘

마이봄샘 장애로 기름 분비가 이루어지지 않는다면 눈물막의 제일 겉층인 기름막이 형성되지 않고 눈물이 금방 증발하여 건조증이 일어나게 됩니다.

마이봄샘 장애는 마이봄(기름)이 탁해지고 끈적해지면서 굳어 마이봄샘 입구를 막아 염증을 일으키면서 생기는데 이러한 마이봄샘 장애를 눈꺼풀염이라고 칭합니다. 이러한 눈꺼풀염의 치료가 안구건조증 치료의 핵심입니다. 마이봄샘 장애를 호전시키기 위해서는 몇 가지 방법이 있는데 집에서 간단하게 시행할 수 있는 방법에는 온찜질과 눈꺼풀 위생이 있습니다.

온찜질은 따뜻한 스팀을 통해 마이봄샘 입구를 열어주고 굳은 마이봄샘 기름을 녹여 배출시킵니다. 시중에서 파는 눈 찜질팩이나 따뜻한 수건을 이용하면 좋습니다. 하루 2회, 한 번에 5분 이상 지속적으로 따뜻하게 찜질하면 마이봄샘 이상 증세를 완화할 수 있습니다.

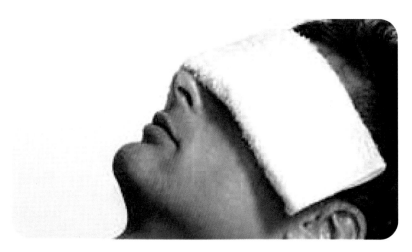

따뜻한 수건을 이용한 온찜질

눈꺼풀 위생은 눈꺼풀의 마이봄샘 입구를 닦아주는 방법입니다. 화장 솜을 이용하거나 전용 용액을 면봉에 묻혀 활용하는 방법이 있습니다. 이도 마찬가지로 하루 2회씩 시행하여 줍니다.

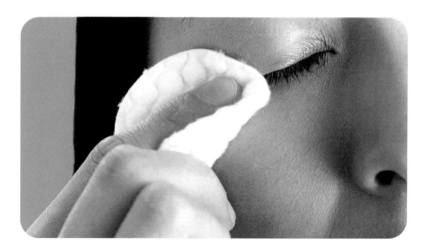

눈꺼풀테 세정제를 이용한 눈꺼풀 위생

오메가3를 섭취하는 것도 도움이 됩니다. 오메가3 복용은 큰 부작용이 없고 장기간 섭취할 시 안구건조증 증상을 완화할 수 있습니다. 오메가 3를 고를 때는 **EPH+DHA**가 최소 **600mg** 이상인 제품을 선택하여 섭취하면 됩니다. 이러한 노력을 기울여도 안구건조증이 나아지지 않는다면 안과를 방문하여 **IPL** 레이저 치료를 받는 것도 좋습니다. **IPL**은 피부과에서 피부 미백과 색소 침착 병변을 호전시키기 위해 빛에너지를 진피층에 투사하는 레이저 장비였는데 특정 파장으로 눈 주변에 조사할 시 안구건조증을 호전시킬 수 있음이 밝혀져 최근 건조증 치료에 적극적으로 쓰이고 있습니다.

IPL 건조증 레이저 치료는 막혀 있는 마이봄샘의 최고 중심부 온도를 순간적으로 80~90도까지 올릴 수 있어 굳어진 마이봄샘을 풀어 주는 데 탁월하며 마이봄샘 이상으로 인한 눈꺼풀염에서 염증성 물질의 분비를 확연히 줄여 줍니다. 또한 마이봄샘 주변의 섬유아세포와 콜라겐 합성을 촉진하여 눈꺼풀 주변의 탄력성을 올리며 상피 순환 속도를 빠르게 자극함으로써 마이봄샘 구멍 주위에 신선한 상피가 위치하도록 하여 오래된 상피가 마이봄샘 구멍을 막지 않도록 도와줍니다. 다만 이러한 **IPL** 레이저를 이용한 마이봄샘 치료는 한 번의 치료만으로 효과를 볼 수는 없고 3~4회의 연속적인 치료가 필요합니다.

7. 건조증 치료제에는 어떤 약들이 있을까?

병원에서 처방되는 건조증 안약은 크게 인공 눈물과 점액 분비 촉진제, 항염증제, 겔 타입 점증제로 나뉩니다. 그중 인공 눈물은 히알루론산(**Hyaluronic acid**) 제제 또는 카복시메틸셀룰로스(**carboxy methylcellulose**) **CMC**라고 부르는 제제가 있습니다. 가장 흔하게 처방하고 사용하는 것은 히알루론산 제제입니다. 히알루론산이란 미끌미끌하고 점도가 있는 고분자 물질로 수분을 잡아주고 보습력을 유지해 주는 역할을 합니다. 다만 약간 점도가 있는 고분자 물질이다 보니 민감한 눈이라면 점안할 때 따갑거나 불편한 느낌이 들고 넣은 직후에 시야가 약간 뿌옇게 보이는 단점들이 있습니다. 보통 히알루론산 함유량이 0.1%, 0.15%, 0.18%, 0.3%로 농도가 올라가는데 농도가 높을수록 더 보습력이 높으나 점도가 높고 끈적거립니다. **CMC** 제제는 히알루론산 제제랑 반대로 분자량이 더 가벼워 점안감이 좋고 굉장히 가벼운 느낌이 듭니다. 대신에 보습력과 유지력은 히알루론산보다는 좀 떨어집니다. 건조증이 중등도 이상이거나 건조증으로 인해 눈에 상처가 있는 경우는 히알루론산을 쓰는 것이 좋고 렌즈를 끼거나 건조증이 아주 경미한 분은 **CMC**를 사용하는 것이 좋습니다.

두 번째는 점액 분비 촉진제입니다. 현재 처방되고 있는 점액 분비 촉진제는 디쿠아포솔과 레바미피드가 있습니다. 둘 다 결막의 술잔 세포를 자극하여 끈적한 뮤신 분비를 촉진하는 역할을 합니다. 뮤신이 많이 나오게 되면 눈물 성분이 증발하는 것을 막아주고 눈물이 눈에 고루 퍼지는 것을 촉진합니다. 중증도 이상의 건조증에서 많이 활용하게 되나 이 약을 썼을 때 뮤신이 과다 분비되어 끈적거리는 느낌이 있을 수 있습니다. 이때는 다른 약제를 사용하는 것이 좋습니다.

세 번째, 항염증제입니다. 항염증제는 건조증으로 인한 결막염증을 줄여줌으로써 증상을 호전시키는 역할을 합니다. 스테로이드성 소염제인 플루메토론, 비스테로이드성 소염제인 브롬페낙, 면역 억제제에 해당하는 사이클로스포린 등이 이에 해당합니다. 항염증제는 결막의 염증이 확인되었을 때 사용하는 것이 좋으며 단기적인 효과로는 스테로이드 또는 비스테로이드성 소염제를 사용하고 장기적으로는 사이클로스포린을 사용하는 경우가 많습니다.

네 번째, 겔 타입 점증제입니다. 리포직 또는 리포직이디오라고 하는 카보머를 함유한 연고 제제이며 겔 타입이므로 보습 능력이 안약보다 더욱 뛰어납니다. 다만 중등도 이상의 건조증에서 활용하며 치명적인 단점으로는 넣고 나서 시야가 뿌옇게 변한다는 점이 있습니다.

8. IPL 건조증 레이저 치료의 원리는 무엇일까?

IPL을 눈가에 조사하면 건조증이 치료된다는 것은 이미 10년 전 **Doctor Toyo**에 의해 밝혀진 내용입니다. (**Toyos R, Buffa C, Youngerman S. Case report: dry-eye symptoms improve with intense pulsed light treatment. EyeWorld (ASCRS); Sep, 2005**)

그 후 **IPL** 치료가 건조증을 어떻게 호전시키는지에 대해서 많은 연구가 있었고 이를 종합해 2017년 **Clinical ophthalmology**에서 **IPL**이 건조증 치료에 미치는 영향을 7가지로 정리하여 발표하였습니다. (**Steven J. Intense pulsed light for evaporative dry eye disease. Clinical ophthalmology 2017; 11 : 1167-1173**)

1. 이상 혈관의 혈전화를 유도하여 폐쇄시킵니다.

마이봄샘기능이상증(**Meibomiang gland disease**) 이하 **MGD**는 눈꺼풀 테에 만성적인 염증 반응을 일으키고 이로 인해 장미진(**Rosacea**)이라고 하는 비정상 혈관이 형성되게 됩니다. 이러한 이상 혈관에서 염증성 물질인 사이토카인이 나와 염증 반응을 더 심화시키는데 IPL 치료를 시행하면 이상 혈관 속에 들어있는 헤모글로빈색소가 빛을 흡수하여 열을 발생시킵니다. 발열에 의한 광응고반응이 일어나게 되고 이는 비정상 혈관의 국소적인 파괴를 일으킵니다. 비정상 혈관이 파괴되면 사이토카인이 더 나오지 않으므로 염증 반응 자체를 개선하게 됩니다.

2. 마이봄샘 가열과 마이봄샘 분비물의 액화

  마이봄샘 분비물은 온도가 높을수록 점성이 낮아져 각막 쪽으로 더욱 흘러나와 퍼지게 되는데 이러한 마이봄샘 분비물의 온도를 IPL 치료를 통해 단기간에 올릴 수 있습니다. 실제 임상에서는 젤을 바르기 때문에 피부 온도를 명확하게 잴 수 없지만 수학적 공식에 의하면 중대형 혈관에서 **30ms**의 단일 IPL 치료가 순간적으로 혈관 중심부 온도를 80~90℃까지 올릴 수 있습니다. 이러한 열 반응은 마이봄샘이 막혀 있는 것을 녹이고 분비물을 배설하도록 만듭니다.

3. 상피 순환 속도를 빠르게 자극합니다.

  다른 피부 질환에서 IPL 치료와 마찬가지로 상피 재생의 회전율(turn-over)을 자극하여 빠르게 만듭니다. 상피가 재생되지 않고 오래되면 각질, 비듬과 유사한 메커니즘에 의해 표면에 이물이 되어 쌓이게 되고 이것이 마이봄샘 구멍을 막을 수 있습니다. IPL 치료는 이러한 상피 재생 속도를 빠르게 하여 오래된 상피는 탈락되고 건강하고 신선한 상피가 마이봄샘 구멍 주위에 위치할 수 있도록 합니다.

4. 광조절 기능(Photomodulation)

이는 **IPL**이 피부과 영역에서 쓰일 때와 같은 맥락에서 일어납니다. 특정 파장 630nm 또는 810nm의 빛이 피부 진피층 내에 흡수되면 세포 내의 교환 메커니즘을 활성화하여 특정 세포의 분화를 자극하고 세포의 **turn-over**를 빠르게 만들어 혈류량이 증가하여 마이봄샘 기능을 활성화합니다.

5. 섬유아세포와 콜라겐 합성을 촉진한다.

IPL이 섬유아세포를 자극하여 콜라겐 합성을 증가시키고 이로 인해 마이봄샘 주변의 탄력성이 올라가며 결과적으로 눈 깜빡임 시 마이봄샘 분비물의 펌핑을 증가시킬 수 있습니다.

6. 데모덱스를 없애줍니다.

데모덱스는 마이봄선기능이상증을 유발하는 대표적인 눈꺼풀에 서식하는 기생충입니다. 진드기와 같은 이 데모덱스가 살면 눈꺼풀테의 염증 각질이 형성되는데 이는 겉에서 관찰하기는 어렵고 보통 마이봄선을 파고들어 서식합니다. 데모덱스가 서식하게 되면 안검염이 심한 형태로 일어나게 됩니다. **IPL** 치료 시 데모덱스의 외골격은 색소를 가지고 있기 때문에 데모덱스에 높은 에너지가 흡수되게 되고 이것이 데모덱스의 응고와 괴사를 일으킵니다.

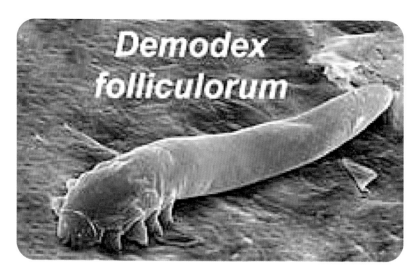

모낭충 Demodex

7. 염증성 물질이 유발되는 것을 막아줍니다.

IPL 치료 후 안구 표면과 눈물 성분을 분석해 보면 **IL-10**이 증가하고 **TNF-a**가 감소하며, **TGF-b**가 증가한다고 합니다. 이는 비정상혈관의 폐쇄로 인해 비정상 혈관에서 분비되던 염증 사이토카인이 줄어든 결과로 생각됩니다.

건조증은 생활 습관, 본인의 체질, 주위 환경 등 여러 가지가 영향을 미치는 다인성 질환이고 그만큼 원인을 찾기도 어렵고 치료도 지지부진한 경우가 많습니다. 다만 원인이 마이봄샘기능이상증으로 인한 눈꺼풀염이라면 지속적인 **IPL** 치료로 증상을 호전시킬 수 있습니다.

9. 디지털 눈 피로란?

핸드폰, 모니터 등 디지털 기기를 보고 나서 눈 피로감을 느끼는 경우가 많은데 이를 디지털 눈 피로라고 합니다. 디지털 기기가 점점 발달하고 있어 날이 갈수록 더욱 심해지는 현상입니다. 이러한 피로감은 어디서 오는 것일까요? 디지털 눈 피로는 크게 다음의 두 가지가 조합되어 생깁니다. 눈을 깜빡이지 않아서 생기는 '건조증'과 가까운 것을 오래봐서 생기는 '과도 조절에 의한 안정 피로'가 그것입니다.

이러한 디지털 눈 피로를 개선할 수 있는 방법은 무엇일까요?

가. 눈 깜빡임

사람은 보통 1분에 15번 정도 눈을 깜빡입니다. 그러나 컴퓨터 모니터나 휴대 전화를 보는 동안은 1분에 5~7번 깜빡입니다. 눈 깜빡임이 적어지면 눈 표면에 필요한 수분을 얻지 못합니다. 디지털 기기를 보고 있을 때는 가능한 한 눈을 자주 깜빡이도록 노력하세요. 의식적으로 눈을 깜빡여야 합니다.

나. 인공 눈물 사용

실내 환경은 일반적으로 실외 환경보다 건조하며 따뜻합니다. 그리하여 눈물이 잘 증발할 수밖에 없고 눈 깜빡임의 횟수도 줄어들기 마련입니다. 표면에 모자란 수분을 보충해 주기 위해 인공 눈물을 자주 사용해 주는 것이 좋습니다. 실내가 많이 건조한 환경이라면 가습기를 사용하는 것도 도움이 됩니다.

다. '20-20-20 규칙'을 따릅니다.

'20-20-20 규칙'이란, 근거리 작용을 오래 했을 때 과도한 조절이 초래하는 안정 피로를 해결하기 위한 방법입니다. 20-20-20이 뜻하는 것은 20분마다 눈을 움직여 20피트(6m) 이상 떨어진 물체를 20초간 보는 것입니다. 이를 기억하는 것이 어렵다면 작업을 20분 하신 후, 쉬는 시간을 가진다고 생각하고 쉴 때는 멀리 있는 것을 주시하는 것이 좋습니다.

라. 컴퓨터용 안경을 사용하세요

가까운 것을 오래보아서 나타나는 조절 피로가 심하다면 중간 거리용 안경(60cm 또는 1M)을 이용하여 모니터를 보는 것이 도움이 됩니다. 가까운 걸 보기 위해 눈에 부담을 주는 조절 작용이 최소화되면서 피로가 줄어들 수 있습니다. 모니터 볼 때 안경을 사용한다면 블루라이트 차단기능을 넣는 것도 도움이 될 수 있지만 그것보다는 중간거리 초점용 안경을 맞추는 것이 더 도움이 됩니다.

마. 화면의 밝기와 대비를 조정합니다.

화면이 주변보다 더 밝게 빛난다면 눈은 더 열심히 일해야 합니다. 밝은 곳을 볼 때는 축동, 먼 곳을 볼 때는 산동이 번갈아가면서 나타나게 됩니다. 눈이 덜 일하게 하려면 주변의 조명 수준에 맞게 화면 밝기를 조정하세요.

바. 눈부심을 줄이세요.

디지털 장치의 화면에서 눈부심을 느낀다면 피로를 더욱 자주 느낄 수 있습니다. 무광택 스크린 필터를 이용하여 눈부심을 줄이는 것이 도움이 될 수 있습니다.

10. 건조증을 유발하는 안검염이란?

눈꺼풀테가 항상 붉고 눈곱이 잘 생기면서 건조증, 더 나아가서는 다래끼가 잘 생기시나요? 해당 증상을 가지고 있다면, 단순히 다래끼 건조증 치료보다는 더 근본적으로 안검염을 치료해야 증상이 호전될 수 있습니다.

안검염은 안검의 염증, 눈꺼풀의 염증입니다. 붉어지거나 부어오르거나 화끈거리는 느낌이 나면서 뭐라 표현할 수 없는 통증이 동반될 수 있습니다. 안검염 환자들의 속눈썹 주위에는 각질 플레이크나 기름진 입자들이 존재합니다. 여드름이 지성 피부에서 많은 것처럼 안검염도 기름 분비가 활발한 지성 피부에서 더 많이 관찰되며 비듬이 있거나 홍조가 있는 사람들에게 더 많이 생깁니다.

이러한 안검염은 왜 발생할까요?

모든 사람은 피부에 약간의 박테리아를 가지고 있습니다. 상재균이라고 하는 박테리아는 정상 균주총을 형성합니다. 그러나 어떤 사람은 다른 사람들보다 속눈썹 뿌리에 더 많은 박테리아를 가지고 있습니다. 이로 인해 비듬과 각질 절편 같은 박편이 형성될 수 있습니다. 또한 일부 사람의 경우는 눈꺼풀의 기름샘에 기름 분비가 과다하고 끈적거려 안검염이 발생합니다. 또한 속눈썹 모낭 내부에 사는 모낭충이라고 하는 기생충에 감염되어 발생하기도 합니다.

안검염은 어떻게 관리해야 할까요?

무엇보다도 눈꺼풀 및 속눈썹을 깨끗하게 유지하는 것이 매우 중요합니다. 평상시에 따뜻한 물에 희석한 베이비 샴푸를 이용하여 눈꺼풀, 속눈썹을 문질러 관리하면 좋습니다.

안검염은 어떻게 치료해야 할까요?

안검염은 단기간에 치료되지 않으며 자주 재발합니다. 그러나 장기간 꾸준한 치료로 증상을 호전시킬 수 있습니다.

● 온찜질

깨끗한 수건을 따뜻한 물에 적셔 짠 후 감은 눈 위에 수건을 1분 이상 올려놓습니다. 따뜻한 상태를 유지하기 위해 수건을 온수에 자주 적시거나 전자레인지에 돌리는 것도 괜찮습니다. 온찜질은 속눈썹 주위에 달라붙은 각질과 플레이크를 느슨하게 풀어주고 눈꺼풀 테두리의 기름샘이 막힌 것을 녹이는 데 도움을 줍니다.

● 눈꺼풀테 청결제

깨끗한 면봉, 또는 시중에서 파는 눈꺼풀테 세정제를 이용하여 속눈썹 뿌리를 부드럽게 문질러줍니다. 위아래로 하루 2회 아침저녁으로 시행하면 눈꺼풀 테두리 기름샘 입구를 청결하게 유지할 수 있습니다.

● 항생제

안과에서 항생제 연고나 안약을 처방받아 사용하는 것이 도움이 될 수 있습니다. 연고를 사용할 시 속눈썹 뿌리에 연고가 닿도록 하는 것이 좋으며 취침 직전에 눈에 짜 넣거나 면봉을 이용하여 속눈썹 뿌리에 발라주면 좋습니다. 경구 항생제는 마이봄선의 분비를 적게 하여 안검염에 도움이 될 수 있습니다.

● 소염제

스테로이드 또는 비스테로이드성 소염제 안약은 눈꺼풀의 부종 및 안구 건조를 감소시킬 수 있습니다. 스테로이드 안약은 오래 사용할 시 부작용이 있을 수 있으므로 안과 의사와 상의 후 사용하는 것이 좋습니다.

● 오메가3(어유 fish oil)

오메가3 지방산은 눈꺼풀에서 분비되는 마이봄샘이 잘 굳지 않도록 도와줍니다. 연어나 정어리와 같은 생선을 섭취하는 것이 자연에서 오메가3를 섭취할 수 있는 가장 좋은 방법이지만 여의치 않다면 영양제를 드시는 것도 도움이 될 수 있습니다.

만성적인 건조증이나 다래끼가 자꾸 나는 사람의 경우 그 기저에는 만성 안검염이 숨어 있는 경우가 많습니다. 이를 제대로 진단하지 못하고 눈에 보이는 증상만 치료하면 원인은 제거되지 않으면서 병이 계속 반복하는 경우가 많습니다. 건조증, 다래끼가 자꾸 반복된다면 안과를 찾아 정확한 진단을 먼저 받는 것이 필요합니다.

11. 집에서 건조증을 관리할 수 있는 방법은 무엇일까?

　디지털 기기나 대기공조 장치의 보급으로 안구건조증의 유병률이 폭발적으로 늘어나고 있습니다. 눈이 따갑고 불편한 느낌을 다들 한 번쯤은 느껴 보셨을 텐데요. 어떤 사람들에게는 단순 불편함 이상의 시력 저하, 두통을 유발하기도 합니다. 이러한 건조증은 꾸준한 관리가 필요한 안구 표면 질환입니다.

　안구건조증은 매우 흔한 질환이기도 합니다. 눈물샘에서 충분한 양의 눈물이 생성되지 않거나 눈 겉면의 눈물막 품질이 떨어질 때 발생합니다. 점액층, 수성층, 기름층으로 이루어진 눈물막의 3개의 층은 눈을 건강하고 편안하게 유지하는 데 필수적입니다.

　누구나 안구건조증이 있을 수 있지만 중년 이후에는 여성에게 더욱 흔하며 폐경과 관련이 있습니다.

1. 공기 청정기와 가습기를 이용하세요.

　거주 환경이 안구건조증을 유발할 수 있습니다. 예를 들어 대기 오염 수준이 높은 대도시에 사는 사람은 공기 좋은 시골에 사는 사람보다 안구건조증을 겪을 가능성이 더 높습니다. 연구에 따르면 대도시에 사는 사람은 안구

건조증 질환을 진단받을 가능성이 3~4배 더 높은 것으로 나타났습니다. 또한 공기가 더 건조한 고지대에 사는 사람은 저지대에 사는 사람보다 안구건조증에 걸릴 확률이 13% 더 높습니다.

따라서 대도시의 가정에서는 공기 청정기를 올바르게 사용하고 고지대에서는 가습기를 이용하여 건조한 공기에 수분을 더하는 것이 도움이 될 수 있습니다.

2. 바람이 많이 부는 곳에서 눈을 보호하세요.

바람이 많이 부는 지역에 있다면 바람이 눈을 직접 자극해 건조해질 수 있습니다. 바람이 눈에 직접 영향을 미치는 것을 줄이기 위해 안경 테두리와 안면을 밀착시켜 주위의 바람을 막을 수 있는 랩어라운드 선글라스를 착용하세요. 선풍기와 헤어드라이어를 직접 쐬는 것은 눈을 건조하게 만들 수 있으므로 노출을 피하는 것이 좋습니다.

3. 담배 연기를 피하세요.

자신 또는 주위 사람이 혹시 담배를 피우나요? 담배 연기는 건조한 눈을 더욱 자극할 수 있습니다. 담배연기는 위로 피어오르기 때문에 눈에 직접적인 자극이 되고, 반복될수록 안구표면에 염증을 일으킵니다. 흡연자인 경우 건조증을 유발하는 가장 중요한 자극이 흡연행위인 경우가 많습니다.

4. 눈을 자주 쉬고 깜빡이세요.

 컴퓨터 작업, 독서, 또는 TV 시청은 눈을 건조하게 할 수 있습니다. 평소처럼 눈을 자주 깜빡이지 않기 때문입니다. 이러한 행위를 할시 20분마다 휴식을 취하여 눈을 쉬게 하고 눈을 더 자주 깜빡여서 잃어버린 수분을 회복하십시오.

5. 인공 눈물을 사용하세요.

 인공 눈물을 필요한 만큼 자주 사용하되 두 시간에 한 번 이상 사용하는 경우 방부제가 없는 일회용 인공 눈물을 사용하는 것이 좋습니다. 하루에 4회 이상 방부제가 들어있는 인공눈물을 사용할시 방부제로 인한 눈의 자극 때문에 건조증을 더 심화시킬 수도 있습니다. 건조증이 심할 경우에는 눈물 역할을 하는 윤활 젤도 도움이 될 수 있습니다. 윤활 젤은 보습력은 뛰어나지만 안약에 비해 두껍게 발려 시력이 흐려집니다. 때문에 윤활 젤은 취침 전에 사용하는 것이 일반적입니다.

6. 오메가3 지방산 보충제가 도움이 될 수 있습니다.

 오메가 3가 건조증에 도움이 된다는 것은 많이 들어보셨을 것입니다. 오메가 3는 마이봄샘에서 분비되는 기름의 성상을 묽게 만들어 줍니다. 오메가

3를 드실 때는 **DHA+EPA 600mg** 이상인 것을 복용하고, 영양제가 아니더라도 연어, 정어리, 멸치 및 아마씨와 같은 식품에 오메가 3가 다량 들어 있으므로 해당 식품을 식단에 챙겨 넣는 것도 도움이 될 수 있습니다.

7. 눈물의 질을 개선하는 데 도움이 되는 눈꺼풀 관리

눈에 온찜질을 하루 2회 정도 하면 눈꺼풀 기름샘의 기름을 배출하는 데 도움이 되어 눈물을 질을 개선할 수 있습니다. 또한 깨끗한 수건과 비누, 따뜻한 물로 눈꺼풀을 조심스럽게 씻은 다음 눈을 헹구거나 눈꺼풀 세정제품을 사용하는 것이 도움이 될 수 있습니다.

12. 마스크 관련 건조증이란?

(코로나 시대의 안구건조증 **MADE**)

코로나 시대의 필수품인 마스크 방역을 위해서는 어쩔 수 없지만 마스크를 쓰고 나서 눈이 더 건조하고 간지럽다고 이야기하는 분들이 많아졌습니다. 실제로 마스크 착용 후 안구건조증의 유병률이 올라가고 이전에 건조증을 앓지 않았던 사람들에게까지 안구건조증 증상이 나타나고 있습니다. 특히 고령자, 면역저하자 그리고 거의 마스크를 벗지 못하는 의료종사자에서 많이 나타납니다.

최근 이러한 부분에 대한 연구가 이루어지고 있습니다. 2020년 6월 미국의 안과 의사 **Dr. white**가 **MADE(Mask Associated Dry Eye)**이라는 신조어를 만들고 그 이후로 마스크가 안구건조증에 어떠한 영향을 미치는지 여러 연구가 이루어졌습니다. 2020년 3,605명을 대상으로 한 조사에 따르면 658명(18.3%)이 마스크 관련 안구건조증을 경험했다고 보고하였습니다.

마스크를 쓰면 어떤 일이 일어날까요? 입과 코에서 나가는 기류가 밖으로 나가지 못하고 마스크 위아래로 새어 나가면서 안구 표면을 향한 독특한 기류가 생성됩니다. 이러한 기류가 눈을 향하고 눈 표면의 눈물막의 증발을 가속하여 안구 표면의 자극이나 염증을 유발하는 것으로 생각됩니다.

이것과 비슷한 사례가 코로나 이전에도 발표된 적이 있었습니다. 바로 중환자실에서 마스크를 쓰고 있는 환자의 노출 각막 병증사례와 수면 무호흡증을 개선하기 위해 양압 마스크를 끼고 자는 사람의 안구건조증 사례이지요.

두 사례 모두 호흡을 위해 플라스틱 마스크를 찬 채로 수면에 들었고 이 마스크로 인해 형성된 기류가 눈을 자극해 건조증을 유발하게 된 것입니다. 이러한 마스크 관련 안구건조증을 줄이기 위해서는 어떻게 해야 할까요?

첫 번째, 눈으로 가는 기류를 차단해 주어야 합니다.

와이어가 있는 마스크는 와이어를 뺨에 밀착시켜 주고 코 부분도 밀착되도록 잘 만져주는 게 좋습니다. 와이어를 만져도 기류가 눈으로 올라온다면 마스크 윗부분에 테이프를 붙이는 것도 좋습니다.

다만 테이프를 너무 눈 아래쪽으로 붙일 경우 아랫눈꺼풀의 깜빡임에 영향을 주어 건조증이 더 심해질 수도 있습니다. 테이프는 눈 아래에서 최대한 떨어뜨려 붙이는 것이 좋습니다.

두 번째 윤활 치료입니다.

다른 건조증과 마찬가지로 일단 치료의 기본은 윤활 (lubrication)입니다. 가장 많이 쓰는 인공 눈물 제제 특히 히알루론산이 포함된 인공 눈물과 함께 필요하다면 카보머와 같은 윤활연고 제제의 사용도 필요할 수 있습니다.

세 번째, 눈을 자주 깜빡이세요.

눈 깜빡임은 눈에 습윤 환경을 좋게 해 주고 **MADE**로 인해 눈물막이 파괴되는 것을 막아줍니다. 마스크를 쓰고 계속 일해야 하는 환경에 있다면 눈을 자주 깜빡이고 깜빡일 때 끝까지 깜빡일 수 있도록(**complete blinking**) 신경 쓰는 것이 마스크 관련 안구건조증에 도움이 될 수 있습니다.

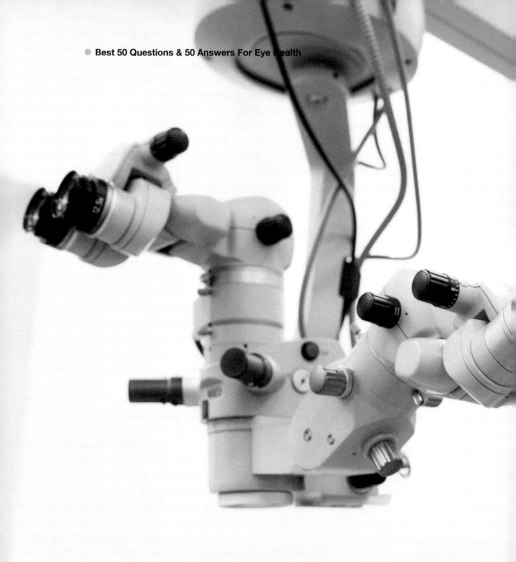

Ⅲ. 노안

13. 노안이란 무엇일까?

노안(Presbyopia)은 정확히 무엇을 이야기하는 것일까요?

눈에 빛이 들어올 때 원거리에 있는 물체는 망막에 정확하게 상을 맺지만(근시, 원시가 아닌 정시일 때) 근거리에 있는 상의 초점은 망막 뒤에 맺히게 됩니다.

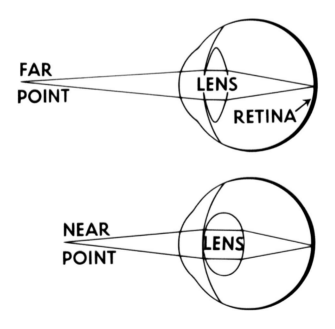

원거리 근거리 시의 초점과 조절 (accommodation)

이렇게 뒤로 미루어진 초점을 망막으로 당기기 위하여 우리 눈의 수정체는 두꺼워지게 되는데 이러한 작용을 조절 (accommodation)이라고 부릅니다. 이는 수정체 주변의 근육인 섬모체근육(ciliary muscle)과 렌즈와 섬모체 근육을 연결하는 섬모체소대(ciliary zonule)에 의해 일어나게 됩니다. 나이가 들면, 특히 40대 이상에서 수정체의 탄력성이 감소하면서 이러한 조절에 의해 수정체가 두꺼워지는 정도가 감소하게 되고 이런 정도가 심해지면 가까운 것이 잘 안 보이게 됩니다. 이를 어려운 말로 조절력 감소에 의한 조절근점감소라고 부르게 되는데 이것이 바로 노안입니다.

언제 얼마나 감소하게 될까요?

아동의 경우 수정체의 조절력은 10디옵터 정도 되는 것으로 알려져 있습니다. 디옵터라고 하는 개념은 초점 거리의 역수이므로 10디옵터=1/0.1m입니다. 이는 조절근점이 10cm에 있다는 이야기로 눈에서 10cm 떨어진 물체의 상도 잘 보이게 된다는 것입니다.

이러한 조절력은 나이가 들수록 쭉 떨어져서 40세 정도가 되면 평균 5D 정도의 조절력이 남게 되는데 이는 25cm 정도에 해당합니다.

나이	조절력(D)	나이	조절력(D)
10	14.00	45	3.50
15	12.00	50	2.50
20	10.00	55	1.75
25	8.50	60	1.00
30	7.00	65	0.50
35	5.50	70	0.25
40	5.00	75	0.00

나이에 따른 수정체 조절력의 변화(Donder's table)

  50세가 되면 평균 2.5디옵터까지 떨어지게 되는데 이는 2.5디옵터=1/0.4m로 계산되며, 40cm 안쪽의 글씨는 안 보이게 됩니다. 노안은 보통 40cm 안쪽 2.5 디옵터의 조절력이 되지 않는 경우를 말하기 때문에 나이가 50세 이상이라면 어느 정도는 노안이 진행되었다고 봐야 할 것입니다.

14. 노안을 극복하는 방법은?

조절력 감소로 가까운 것이 잘 안 보이는 노안. 이러한 노안을 극복하는 방법은 무엇이 있을까요?

첫 번째 돋보기 착용이 있습니다.

이는 가장 쉽고 간단한 방법입니다. 수정체의 탄력성이 떨어져 수정체가 두꺼워지지 못해 가까운 것을 보지 못하는 것이기 때문에, 볼록 렌즈를 착용하면 가까운 것을 보기 쉬워집니다. 이렇듯 돋보기를 착용하면 가까이 안 보이던 것이 보이게 되고 수정체를 두껍게 만들기 위해 모양체근이 수축하는 것을 방지하기 때문에 모양체근이 과도하게 수축하여 나타나게 되는 안정 피로를 느끼지 않게 해 줍니다. 50대 이상이신 분 중 근거리 작업을 한 후 눈과 머리의 통증이 생긴다면 우선 돋보기 착용을 고려해보는 것이 좋습니다.

두 번째, 백내장 수술과 다초점 인공 수정체를 삽입하는 방법입니다.

백내장은 우리 몸의 수정체가 노화 과정에 의해 혼탁해진 것을 일컫는 말입니다. 수정체가 혼탁해지면 수술로 원래 있던 수정체를 제거하고 인공 수정체를 삽입하여야 합니다. 인공 수정체는 단초점 인공 수정체와 다초점 인공 수정체로 나눌 수 있으며 단초점 인공 수정체는 보통 원거리만이 잘 보이고 근거리는 돋보기를 써야 볼 수 있습니다. 그러나 다초점 인공 수정체는 근거리, 중간 거리, 원거리 초점을 맺음으로써 돋보기를 활용하지 않아도 가까운 것을 볼 수 있습니다. 백내장 수술은 수정체가 혼탁해져 안경으로도 잘 보이지 않을 때 시행하는 것이 원칙이므로 초기 노안의 경우는 수술을 할 수 없습니다. 60대 이상의 백내장 환자가 백내장 치료를 위해 수술을 할 경우 노안을 치료하기 위해 다초점 인공 수정체 삽입을 고려해 볼 수 있습니다.

세 번째, 안약을 이용하는 방법입니다.

필로카르핀 1.25% 안약이 노안의 치료 방법으로 **FDA** 승인을 받았습니다. 상품명은 '뷰티'라고 하는 안약입니다. 필로카르핀은 동공을 작게 만드는 역할(축동)을 합니다. 적당한 축동은 초점심도(**depth of focus**)를 깊게 만들어 초점이 맺히는 거리를 더욱 깊게 만들어줍니다. 가까운 것도 멀리 있는 것도 초점이 맞도록 해 줍니다. 그러나 필로카르핀은 홍채를 조임으로써 두통을 유발하고 야간에 빛을 더 못 받아들이게 해 야간 어두움을 발생시킵니다. 또한 약을 넣은 후 3시간 정도가 지나면 약효가 사라집니다. 초기 노안에서 고려해볼 수 있으나 노안이 심해지면 결국 다른 치료가 필요하게 됩니다.

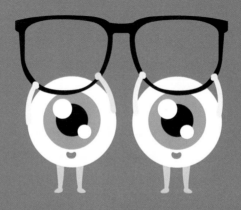

"눈과 머리의 통증이 생긴다면
우선 돋보기 착용을
고려해보는 것이 좋습니다."

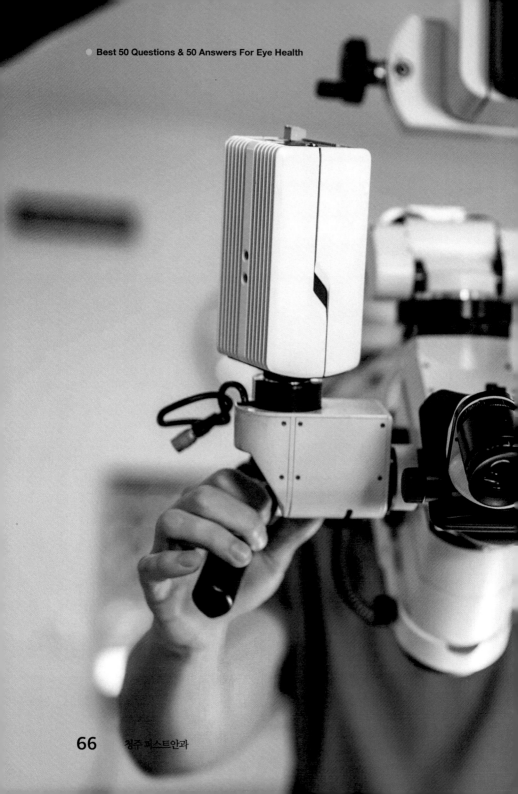

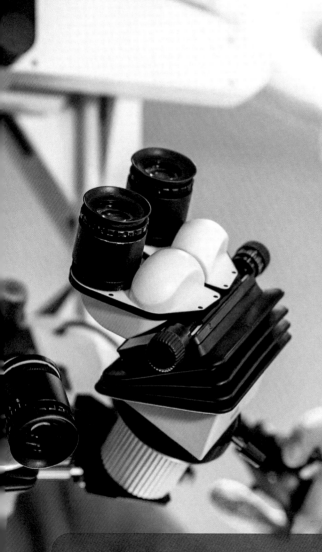

IV. 소아안과

15. 근시란 무엇일까?

근시란 무엇일까요? 영어로는 **Nearsightness**, 가까운 것은 보이나 멀리 있는 것은 잘 안 보인다는 뜻입니다.

왜 이런 증세가 생기는 걸까요? 근시는 기본적으로 사물의 상이 망막에 맺히지 못하고 그보다 앞에 맺혀 흐려 보이는 증상입니다.

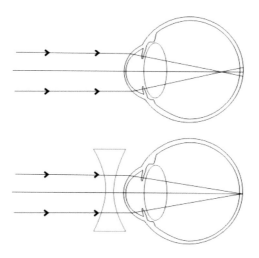

근시로 인한 초점 이상과 오목 렌즈로 보상시킨 근시에서의 상 맺힘

정시는 사물의 상이 망막에 맺히는 것이고 근시는 망막 앞쪽에 맺히는 것이며 원시는 망막 뒤쪽에 맺히는 것입니다. 근시가 있으면 망막의 앞쪽에 사물의 상이 맺히기 때문에 앞에 오목 렌즈를 위치시켜 주면 빛이 옆으로 벌어지게 되고 초점 거리가 멀어지게 됩니다. 그래서 초점 거리(사물의 상)를 뒤로 미루어 망막에 딱 맺히게 만들 수 있습니다. 이게 근시 안경의 원리입니다. 근시 안경은 다 오목 렌즈로 이루어져 있습니다.

근시가 생기는 원인은 크게 두 가지가 있습니다.

1) 빛의 굴절이 심해서 생기는 굴절성 근시
2) 안구의 길이(안축장)가 길어져서 생기는 축성 근시

먼저, 굴절성 근시를 먼저 살펴보겠습니다.

우리 눈은 빛이 초점을 맺도록 하기 위해서 눈물막, 각막, 수정체에서 빛을 굴절시키는데(볼록렌즈 역할), 각막이 너무 가파르거나 수정체가 너무 두꺼우면 빛을 많이 굴절시키게 되고 이로 인해 빛의 초점이 망막 앞에 맺히게 됩니다. 각막의 굴절력은 평균 43디옵터이고 수정체의 굴절력은 평균 18디옵터이므로 눈 전체의 굴절력은 60디옵터 정도 됩니다. 그러니 각막의 굴절력 또는 수정체의 굴절력이 높아서 60디옵터 이상의 굴절력을 가지면 평균 안축장 길이에도 불구하고 근시가 되는 것입니다. 각막의 굴절력은 7세경 거의 완성되고 이후 성인이 되기까지 변화가 없는 경우가 많기 때문에 7세 이후 성장기에 나타나는 근시는 거의 축성 근시입니다. 따라서 근시성 변화는 보통 성장과 관련되어있고 성장기인 7~18세경 흔히 관찰할 수 있습니다. 근시성 변화가 40~50대 이후에도 나타나는 경우가 드물게 있습니다. 50대이신 분이 이전에는 가까운 것이 잘 안 보였는데 나이 들고나서 오히려 가까운 것이 잘 보이는 분들이 있습니다. 이는 50대 이후 수정체가 백내장화 되는 과정에서 내부 밀도가 치밀해지고 수정체의 굴절력이 증가해 생기는 굴절성 근시입니다. 축성 근시는 안축장이 너무 길어서 생기는 근시입니다. 안축장은 각막에서부터 망막까지의 거리를 의미합니다.

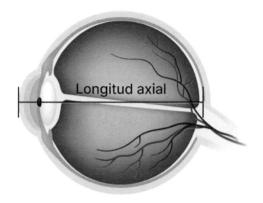

안구의 앞뒤 길이인 안축장

안축장은 출생 시 17mm 정도 되며 성인이 되면 24mm 정도로 길어집니다. 이 안축장이 굴절력에 비해서 길어진 상태가 축성 근시입니다. 성인을 기준으로 24mm보다 길면 근시, 24mm보다 짧으면 원시가 될 가능성이 높습니다 (개개인의 각막, 수정체 굴절력에 따라 다를 수 있습니다). 보통 1mm 증가할 때마다 2.5디옵터 정도 증가한다고 봅니다. 성장기 어린이(특히 7세 이상)에서 근시가 증가하는 이유는 안구가 성장하면서 안축장이 과도하게 길어지는 경우가 대부분입니다. 결국 이 안축장이 길어지는 것을 막아야 근시를 막을 수 있는 것입니다.

16. 약시란 무엇일까?

약시는 시력 발달 장애 질환으로, 교정을 하더라도 나이에 맞는 정상 시력이 나오지 않거나 시력을 쟀을 때 양안의 시력이 2줄 이상 차이가 나는 것을 뜻합니다.

정상적인 경우 굴절 이상을 완전히 교정해 줄 수 있는 안경을 착용했다면 만 5세 이상에서는 1.0(20/20) 이상의 교정시력이 나와야 하나 안경을 낀 상태에서도 이러한 시력이 나오지 않는다면 일반적인 경우보다 시력이 늦게 발달하고 있는 것입니다.

약시의 원인으로는 크게 사시성 약시, 굴절 부등 약시, 시각 차단 약시, 기질성 약시 등 4가지가 있는데 가장 흔한 것은 사시성 약시나 굴절 부등 약시입니다.

사시성 약시는 내사시나 외사시로 인해 사시안이 정상적인 빛의 자극을 받아들이지 못해 발달하지 못하는 경우이고 굴절 부등 약시는 굴절 부등(난시, 원시, 근시)이 심해 제대로 된 상의 초점이 맺히지 못하고 정상적인 빛 자극이 도달하지 않아 시력발달이 지연되는 경우입니다. 그래서 시력이 떨어져 안과를 방문하게 되면 굴절 부등 검사(난시, 원시, 근시)와 사시 검사를 시행하게 되는 것입니다.

　약시가 발생한 환아는 최우선적으로 적절하고 선명한 빛 자극이 망막 중심부에 도달하도록 해 주어야 하며 안경 또는 드림 렌즈를 통해 굴절 부등을 해소해 주어야 하고, 안경 교정만으로 교정시력이 올라오지 않는 경우 가림 치료 또는 아트로핀과 같은 안약을 통한 적극적인 약시 치료를 시행하여야 합니다.

　그럼 이러한 의문이 들 것입니다.
"우리 아이는 아직 어린데 안경을 껴야 하나요?"

　미국안과학회(**AAO**)의 가이드라인에 따르면 -5.00D 이상의 근시, +6.00D 이상의 원시나 양안 굴절력의 차이인 부동시가 2.00D 이상인 경우 약시 위험성 크다고 판단하고 있으며 이러한 환아 에서는 1세 미만에서도 안경 착용을 권유하고 있습니다.

TABLE 3　GUIDELINES FOR REFRACTIVE CORRECTION IN INFANTS AND YOUNG CHILDREN

Condition	Refractive Errors (diopters)			
	Age <1 year	Age 1 to <2 years	Age 2 to <3 years	Age 3 to <4 years
Isoametropia (similar refractive error in both eyes)				
Myopia	5.00 or more	4.00 or more	3.00 or more	2.50 or more
Hyperopia (no manifest deviation)	6.00 or more	5.00 or more	4.50 or more	3.50 or more
Hyperopia with esotropia	2.00 or more	2.00 or more	1.50 or more	1.50 or more
Astigmatism	3.00 or more	2.50 or more	2.00 or more	1.50 or more
Anisometropia (without strabismus)'				
Myopia	4.00 or more	3.00 or more	3.00 or more	2.50 or more
Hyperopia	2.50 or more	2.00 or more	1.50 or more	1.50 or more
Astigmatism	2.50 or more	2.00 or more	2.00 or more	1.50 or more

미국 소아안과학회의 약시 예방을 위한 안경 처방 가이드라인

이는 적절한 시기의 안경 착용이 약시를 예방하고 치료하는 데 가장 중요하기 때문입니다. 보통은 아이가 안경을 쓰는 것을 꺼리고, 한번 안경을 쓰면 평생 써야 하는 게 아닌가 하는 걱정 때문에 안경 착용을 미루는 경향이 있습니다. 실제 2002년 국내 조사에 따르면 안경 치료나 약시 치료를 권유받았을 때 이를 제대로 이행한 환자들은 54%에 불과했다고 합니다. 그러나 아이가 약시가 의심된다고 하면 빠른 안경 착용을 통해 약시에서 탈출시켜주는 것이 무엇보다 중요합니다. 한쪽 눈만 굴절 부등이 있어 약시가 오는 경우 반대쪽 눈은 잘 보이기 때문에 환아가 불편해하지 않는 경우가 많고 이로 인해 진단도 늦어지며 치료도 늦어지는 경우가 많습니다.

약시가 생기지 않도록 관리하는 가장 좋은 방법은 3세 이상의 환아는 시력 검진을 안과에서 정기적으로 받게 하는 것입니다. 더불어 약시의 위험성이 있다면 시력 교정을 미루지 말고 빠르게 시행하는 것이 약시를 피할 수 있는 지름길입니다.

17. 소아 근시를 유발하는 원인은 무엇일까?

근시 유병률이 높아지고 있습니다. 이는 전 세계적인 현상입니다. 특히 아시아의 4대용이라고 불렸던 한국, 홍콩, 대만, 싱가포르에서는 가히 폭발적이라고 할 만큼 근시 유병률이 올라가고 있습니다. 이는 산업화와 도시화가 급격히 진행되면서 나타나는 현상입니다.

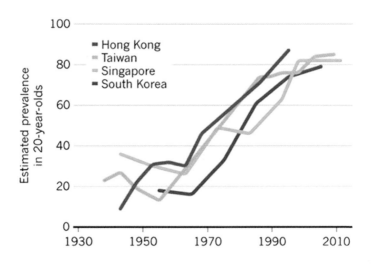

홍콩, 대만, 싱가포르, 대한민국의 20대 근시 유병률

도시화가 왜 근시를 유발할까요? 근시 유병률에 미치는 요인을 알아보겠습니다.

1. 유전성 요인

키가 큰 집안은 보통 부모도 키가 크고 자식도 키가 큽니다. 부모가 손발이 크면 아이도 손발이 클 확률이 높습니다. 마찬가지로 부모가 근시가 있으면 (안구 길이가 긴 편이면) 아이도 근시가 있을 확률이 높습니다. 이처럼 가족력이 있으면서 부모님 중 고도근시가 있는 경우 근시가 발생하고 심해질 가능성이 높으므로 어렸을 때부터 정기적으로 안과를 방문하여 시력 검사를 받는 것이 좋습니다.

2. 과도한 근거리 작업

가까운 것을 보면 눈 나빠진다는 말 많이 들으셨죠? 100년 전부터 정설로 받아들여지던 가설입니다. 가까운 것을 볼 때 우리 눈은 수정체의 굴절력을 증가시키는 '조절' 작용을 하게 되는데 이 조절 작용이 후안부(눈 뒤쪽)의 압력을 증가시켜 안구 길이를 자꾸 길게 만든다는 가설입니다. 아직 근시 유발 원인에 대한 명확한 입증은 안 되어 있으나 전통적으로 가장 유력하게 생각되는 가설이니 근거리 작업 특히, 스마트폰이나 태블릿을 가까이서 보는 활동은 자제하는 것이 좋겠습니다.

3. 야외 활동 부족

근시 유발에 관한 원인 가설 중 요즘 가장 유력하게 떠오르고 있는 가설입니다. 예전 문명화 이전의 시대에 비해서 야외 활동이 줄어든 것이 근시를 유발한다는 이론입니다. 2008년 **Ophthalmology**에 실린 **Outdoor activity reduce the prevalence of myopia in children**이라는 논문에 따르면 근시 억제와 야외 스포츠 활동이 매우 강력한 연관 관계를 가지고 있으며 실내 스포츠와는 연관이 없다고 합니다. 야외 활동이 왜 근시를 억제할까요? 과학자들의 가설은 이렇습니다. 밝은 빛(햇빛)을 자꾸 쐬는 것이 성장기에 눈이 앞뒤로 길어지는 것을 막아 주어 근시 유발이 억제된다는 것입니다. 이는 다양한 동물 실험으로 입증되고 있습니다. 한창 근시를 막는다고 집안 조명을 다 **LED**로 바꾸는 게 열풍이었던 때가 있었죠? 그 열풍의 진원지가 바로 위의 연구들입니다.

다만 최근 연구에 의하면 빛에 의한 근시 억제 효과는 10,000lux 정도 되는 아주 밝은 빛에서 매일 3시간 정도 지내는 것이 효과가 있기 때문에 집안 **LED** 조명으로는 달성이 힘듭니다. 역시 햇빛 아래에 있는 것이 가장 도움이 되겠습니다. 참고로 10,000lux 정도면 화창한 여름날 나무 그늘 아래 정도입니다. 보통 밝은 사무실이나 교실은 500lux 이하입니다.

근시를 예방하고 관리하려면 3가지를 기억하세요.

1) 부모님이 고도근시라면 아이 안과 검진을 정기적으로 받으세요.
2) 최대한 가까이 보는 것을 피하세요. 특히 스마트폰, 태블릿 PC
3) 아이를 하루 3시간 이상 밖에서 뛰어놀게 하세요.

18. 소아 근시를 억제하는 방법은?

2020년에는 전 세계의 26억 명가량이 근시를 가지고 있었으며 최근 유병률이 폭발적으로 늘어 2050년 48억 명가량에 이를 것으로 생각이 됩니다. 이처럼 안구 보건에 심각한 영향을 미치는 근시는 가까운 것만 보이고 멀리 있는 것은 흐려 보이기에 영어로는 **Nearsightness**라고도 합니다.

근시는 두꺼운 안경을 써야 할 뿐만 아니라 고도 근시에 이르게 되면 눈에 각종 병이 생길 확률이 높아집니다. 백내장 수술을 받아야 하는 비율은 17%가 상승하고 망막 박리, 망막 찢김 등이 발생할 확률은 6배나 증가합니다. 근시를 억제하여 향후 고도 근시로 인한 눈의 질병을 방지하는 방법은 5가지가 있습니다.

가. 아트로핀 안약을 꾸준히 점안합니다.

아트로핀은 눈의 길이가 늘어나는 것을 억제하여 근시 진행을 지연시킵니다. 매일 밤 1회 점안하도록 하며 근시가 진행되는 상황에 따라 아트로핀 농도를 조절하는 것이 좋습니다.

나. 잘 때 끼는 드림렌즈를 착용합니다.

드림렌즈는 각막을 편평화하여 다음 날 나안 시력을 좋게 만들어 줍니다. 또한 안경을 쓴 아이들에 비해서 근시가 느리게 진행되도록 도와줍니다.

다. 근시를 억제하도록 디자인된 콘택트렌즈를 사용합니다.

현재 시중에 나와 있는 근시 억제용 소프트 콘택트렌즈는 마이사이트 렌즈입니다. 이를 하루에 10시간 일주일에 6일간 착용할 시 안경을 쓴 아이에 비해 근시의 증가가 59% 정도 억제됩니다.

라. 핸드폰 보는 시간(screen time)을 줄입니다.

가까운 화면을 집중하여 보는 것은 근시에 악영향을 미칠 수 있습니다. 가까운 것을 보는 것은 눈의 조절을 유발하게 되고 후안부의 압력을 증가시켜 근시를 악화시킬 수 있습니다.

마. 야외 활동을 늘립니다.

하루 3시간 이상의 꾸준한 야외 활동이 근시를 억제하고 진행을 느리게 합니다. 야외 활동은 햇볕과 관련이 있으므로 야간시간보다는 주간에 야외 활동을 하는 것을 권장합니다.

드림렌즈 착용. 요즘 아이들이 많이 받고 있는 근시 치료입니다. 학문적 용어로는 역기하렌즈(**orthokeratology**)라고 합니다.

드림렌즈는 크게 두 가지 기능을 합니다.

1) 안경 착용을 하지 않고 근시를 교정한다.
2) 근시의 진행을 억제한다.

근시란 빛의 초점이 망막에 가서 맺지 못하고 그 앞에서 맺히는 것이죠?

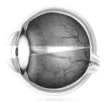   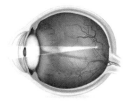

좌: 정시안에서 빛의 초점,   **우: 근시안에서 빛의 초점**

성장기 아이들에게서 근시가 진행되는 이유는 각막 곡률이 점점 더 가팔라지거나(**steep**), 눈의 앞뒤 길이인 안축장이 증가하기 때문입니다. 이 중 더 큰 영향을 미친다고 보는 것은 안축장 길이의 증가입니다.

성장기가 되면 손발이 커지고 키도 쑥쑥 커지듯이, 안구도 성장함에 따라 눈의 앞뒤 길이가 길어지게 되고 결과적으로 빛의 초점이 망막에 맺혀야 하는데 자꾸 망막 앞쪽에 맺혀 근시가 생기게 되죠. 그래서 근시 환자의 안축장 길이를 재어보면 정상보다 긴 경우가 많습니다.

드림렌즈를 착용하면 안축장 길이가 길어지는 것을 방지할 수 있는데 그 원리는 다음 그림과 같습니다.

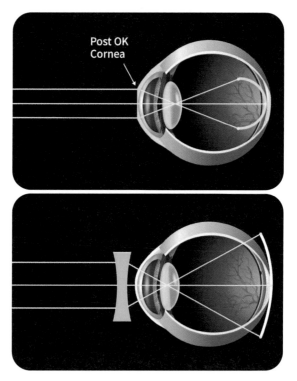

상: 드림렌즈 착용 시 주변부 빛의 초점
하: 근시 안경 착용 시 주변부 빛의 초점

아래의 그림은 안경 착용 시 빛의 초점이 어떻게 맺히는지 보여줍니다. 안경을 착용하면 가운데 부분에서는 초점이 망막에 정확히 맺히게 되나 주변부는 초점이 망막 뒤에 맺히게 됩니다. 따라서 인체에서는 주변부 초점이 맺히지 않으니 명확한 상이 맺힐 때까지 안구가 성장하게 됩니다. 위의 그림은 드림렌즈 착용 시 빛의 초점이 어떻게 맺히는지를 보여주고 있는데 모든 초점이 망막 앞쪽으로 들어와 있어서 안구가 성장해야 하는 시그널을 주지 않게 됩니다.

 드림렌즈의 이러한 근시 예방 효과에 대해서는 연구마다 많은 차이를 보여 왔습니다. 인종과 연구 장소, 연구 기간에 따라 안축장 길이 증가 예방 효과가 30%~60%까지 차이가 있었습니다. 여러 연구를 종합하여 2015년 미국 소아안과학회지(**Journal of pediatric ophthalmology and strabismus**)에 **review** 연구가 발표되었습니다. (**Update on Orthokeratology in Managing Progressive Myopia in Children: Efficacy, Mechanisms, and Concerns. J Pediatric Ophthalmology and Strabismus 2017 May 1; 54(3) 142-148**) 이 연구에서는 2년 이상 관찰된 연구들을 종합하여 안축장 길이 증가에 대해 분석하였는데, 그 결론은 최소 2년간 드림렌즈를 착용하면 45% 정도의 안축장 길이 증가 예방 효과가 있다는 것이었습니다. 착용한 처음 1년보다 2년째에 효과가 더 큰 것으로 나타났으므로 드림렌즈를 꾸준히 착용해주는 것이 중요하다고 말할 수 있습니다.

 드림렌즈가 주변부에 맺히는 빛의 초점을 짧게 만들어 근시를 억제한다는 것에 착안해 소프트 콘택트렌즈를 이중 초점으로 디자인하여 만든 것이 마이사이트 렌즈입니다. 마이사이트 렌즈는 3년 착용 시 59% 정도의 근시 억제 효과를 가지는 것으로 나타났습니다.

20. 안약으로 하는 근시억제치료 – 아트로핀

현재까지 소아 근시 진행을 억제하는 것으로 입증된 치료는 두 가지입니다.

1) 주변부 근시화를 일으키는 드림렌즈, 마이사이트 렌즈
2) 아트로핀 점안액 치료

이 중에서 아트로핀 점안액 치료에 대해 알아봅시다.

아트로핀 치료가 근시 억제에 효과가 있다는 것이 널리 알려진 것은 2009년 **Opthlamology**라는 저널에 발표된 **ATOM1(Atropine for the Treatment of Myopia) study** 결과에 의해서입니다. **ATOM1 study**에서는 1%의 아트로핀을 자기 전 1회 점안하였고 이를통해 근시진행을 상당히 억제한다고 발표하였습니다. 이후 2012년 **Ophthalomology**에 **ATOM2 study** 결과가 다시 발표되는데 **ATOM1**과 달라진 점은 아트로핀 농도를 0.5%, 0.1% 그리고 0.01%로 낮추어 밤에 1회 점안하는 것으로 **study** 디자인을 바꾼 것이었습니다. 그 결과 0.01%의 아트로핀을 점안했을 때 효과가 크게 뒤처지지 않으면서 부작용도 가장 적어서 이를 권장하는 내용이었습니다.

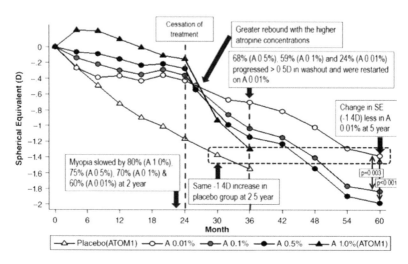

ATOM 스터디 아트로핀의 농도별 근시 진행을 나타낸 그래프

ATOM1과 ATOM2를 정리해 보면,

1. 아트로핀을 자기 전 1회 점안하는 것은 성장기 근시 예방에 효과가 있다.
2. ATOM1에 따르면 1% 아트로핀을 2년간 점안 시 2디옵터가량의 근시 예방 효과가 있다.
3. 0.5%, 0.1%, 0.01% 저농도로 아트로핀 용량을 내려도 비슷한 효과가 있으며 용량이 적을수록 부작용 발생률이 낮다.

최근 우리나라에도 저용량 아트로핀 점안액이 상용화되어 출시되었습니다. 근시 진행이 빠른 소아에서는 해당 약을 써볼 것을 고려할 수 있습니다. 다만 아트로핀 점안은 눈부심, 근거리 시력 저하 등의 부작용이 유발될 수 있기 때문에 신중하게 처방해야 합니다.

21. 사시란 무엇인가?

사시란 양쪽 눈의 정렬이 평행하게 맞지 않는 상태를 말하는 것으로, 대표적으로 눈이 안쪽으로 몰리는 내사시 바깥쪽으로 벌어지는 외사시, 한쪽 눈이 위쪽으로 치우치는 상사시, 아래쪽으로 치우치는 하사시가 있습니다.

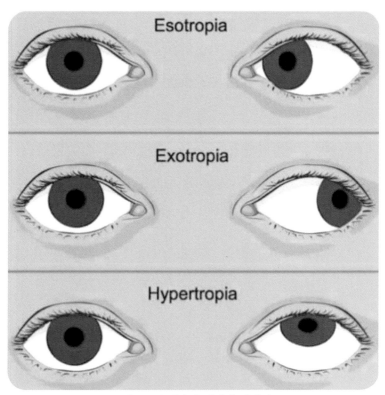

위로부터 내사시, 외사시, 상사시

일반적으로 가정에서 관찰 시에는 두 눈의 시선 방향이 다른 것을 먼저 눈치 채게 됩니다. 두 눈의 시선 방향이 달라 보인다면 안과를 방문하여 정확한 검사를 하는 것이 좋습니다. 안과에서는 굴절력 시력 및 교대가림 검사를 통한 사시각 검사를 시행합니다. 교대가림 검사에 협조가 되지 않을 경우 각막 반사법이나 프리즘과 각막 반사를 이용하는 그림스키 검사법을 이용하여 검사합니다.

사시의 발견과 치료가 중요한 이유는 어렸을 때 큰 각도의 사시를 교정하지 않으면 약시를 초래할 수 있기 때문입니다. 사시가 자주 유발되는 눈을 통해 상을 의식하게 되면 복시가 유발되는데 이러한 복시를 느끼지 않기 위해 뇌에서는 사시안으로 들어오는 이미지를 차단하게 됩니다.

사시안을 자꾸 사용하지 않게 됨으로써 유발되는 약시를 사시성 약시라고 하며 어렸을 때 사시성 약시를 교정하지 않으면 커서 안경이나 콘택트렌즈 등을 착용하더라도 제대로 된 시력이 나오지 않습니다. 따라서 가정에서 관찰했을 때 눈이 다른 곳을 보는 느낌이 있다거나 사진상에서 눈의 정렬이 이상해 보인다면 안과를 방문하여 사시가 있는지 확인하고 사시안의 시력을 정확히 측정하는 것이 중요합니다.

사시는 출생 직후 발생하기도 하지만 2~3세가 지나고 나서 생기기도 합니다. 발생 원인이 다양한데다 원인이 밝혀지지 않은 경우도 많습니다. 따라서 생후 3세 이상에서는 정기적으로 안과 검사를 하는 것이 바람직합니다.

22. 사시 치료 방법은?

사시의 원인이 다양한 만큼 치료 방법도 여러 가지로 나뉩니다. 크게 비수술적 치료와 수술적 치료로 나뉘는데 비수술적 치료에는 안경 교정, 가림 치료 등이 있습니다.

안경 교정은 조절 내사시라고 부르는 사시의 교정에 필수적이며 조절 내사시는 원시를 가지고 있고 조절 눈 모음비가 과다한 경우에 생깁니다. 조절 눈 모음비란 근거리를 보는 조절작용을 할 때 양쪽 눈이 안쪽으로 모이게 되는데 거리에 따라 눈이 모이는 정도를 이야기합니다. 이러한 조절 눈 모음비가 커서 생기는 조절 내사시의 경우에는 안경을 씌워 가까이 볼 때 유발되는 조절작용을 억제하면 사시가 사라집니다.

또한 안경을 썼을 때 부분적으로 사시가 사라지는 부분 조절 내사시, 그리고 사시가 있으면서 굴절 이상(근시, 원시, 난시)으로 시력이 떨어지는 경우 굴절이상을 교정해주는 안경을 착용함으로써 사시각이 늘어나는 것을 방지하고 사시가 나타나는 빈도를 줄일 수 있습니다.

가림 치료는 사시로 인한 약시를 치료하거나 예방할 수 있고 사시가 나타나는 빈도를 조절할 수 있습니다.

그러나 대부분의 경우는 최종적으로 수술적 치료가 필요한 경우가 많습니다. 수술적 치료는 양안의 정렬을 평행하게 하고 양안시 능력을 회복하기 위해서 시행하며 눈을 움직이는 외안근의 기능을 강하게 하거나 약하게 하여 조절합니다.

눈의 내부까지 들어가는 수술은 아닙니다. 눈의 겉부분인 결막을 절제하고 결막 밑의 외안근을 노출시켜 수술을 진행하게 됩니다. 수술은 만으로 10세 이전에 이루어져야 양안시 능력의 회복을 기대할 수 있으므로 대부분 환자가 10세가 되기 이전에 수술을 받는 경우가 많으며 사시각이 커서 약시가 우려되는 경우나 마비 사시인 경우에는 아주 어린 나이에 시행하기도 합니다.

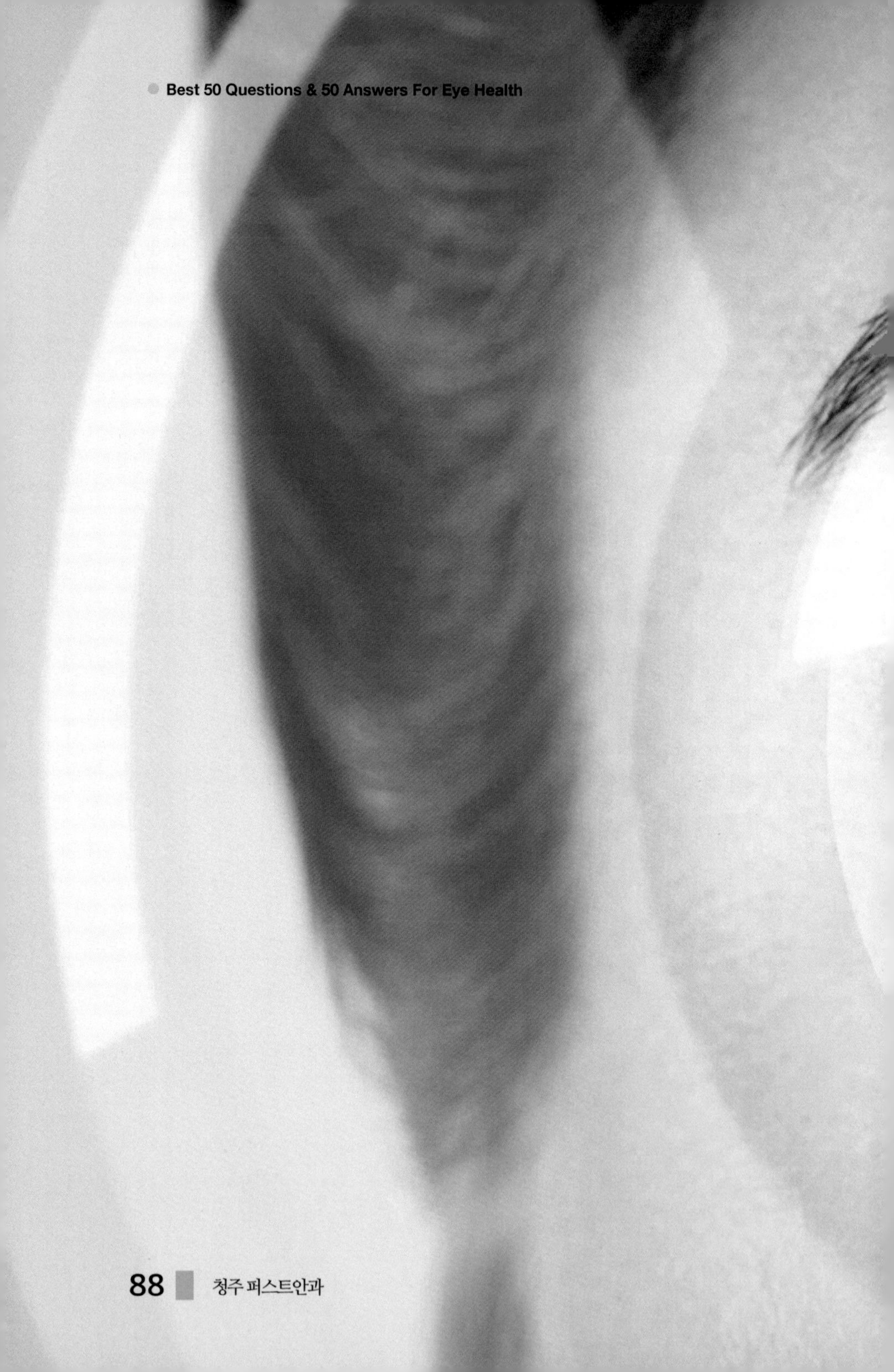

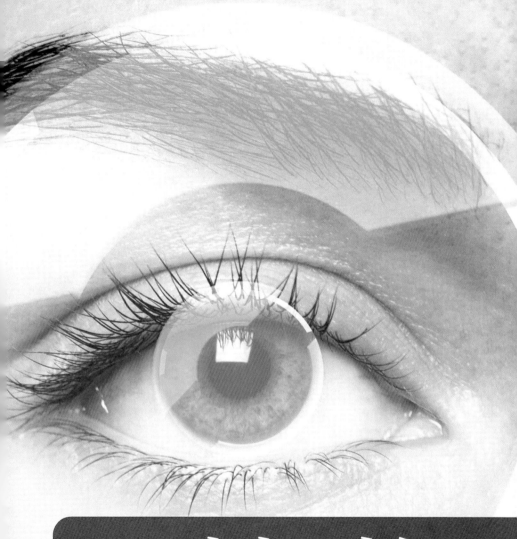

V. 시력교정술

23. 라식, 라섹, 스마일 수술이란?

안경을 벗고 싶다면 어떤 시력 교정술을 받아야 할까요?

아마 환자분들이 가장 많이 선택하는 것은 각막 절삭술인 라식, 라섹, 스마일 수술일 것입니다. 이 세 가지 수술의 장단점에 대해 알아보겠습니다.

세 수술 다 시력 교정의 최종 결과는 거의 비슷한데, 90% 이상의 환자를 3개월 이상 관찰하였을 때 나안 시력이 1.0 이상이 됩니다.

저는 스마일 라식이 시행되던 초창기 시절인 2017년 라섹 환자와 스마일 라식 환자의 안정성과 시력 결과에 대한 비교 연구에 대해 국제 학술지에 발표한 바 있습니다. **"Visual Outcomes After SMILE, LASEK, and LASEK Combined With Corneal Collagen Cross-Linking for High Myopic Correction. Cornea 2017 Apr 399-405". LASEK**과 **LASEK** 후 콜라겐 강화술, SMILE수술의 시력과 안정성은 거의 모든 수치에서 높은 수준에 도달해 있었고 수술 후 6개월에는 유의한 시력 차이가 없었습니다.

그럼 우리는 어떤 수술을 선택해야 할까요?

먼저 수술의 원리에 대해서 살펴보겠습니다.

LASIK은 회복이 빠르다는 게 장점입니다. 수술 후 통증도 별로 없고 수술 후 바로 시력이 교정되어 많은 환자분들에게 만족감을 줍니다. LASIK은 각막 상피와 각막 실질을 포함한 절편을 마치 대패로 나무 깎듯 만들어 이 절편을 옆으로 제쳐 놓은 후 노출된 각막 실질을 엑시머 레이저로 깎는 것입니다. 그리하여 각막의 구면도를 교정하고 절편을 다시 덮어 주는 수술이지요

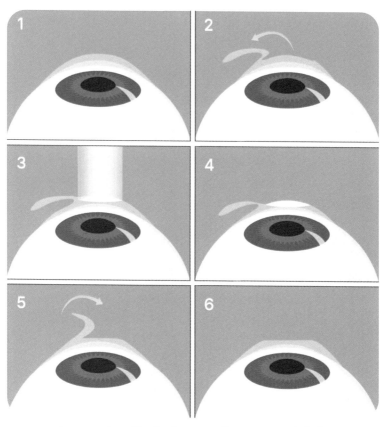

Laser assisted in situ keratomileusis LASIK 수술법

그럼 라섹이란 무엇일까요?

대한민국에서 **LASEK**이라고 칭하는 수술은 사실 **PRK**라고 부르는 게 더 정확합니다. **PRK**는 **LASIK**보다도 더 기원이 오래된 수술법입니다. 라섹은 알코올, 브러쉬, 레이저 등을 통해 각막 상피만을 벗겨내고 노출된 각막 실질에 엑시머 레이저를 조사하여 깎아 낸 후 그 위에 치료용 렌즈를 덮어 주는 수술입니다. 이 수술은 라식에 비하면 3가지 장점과 1가지 단점이 있습니다.

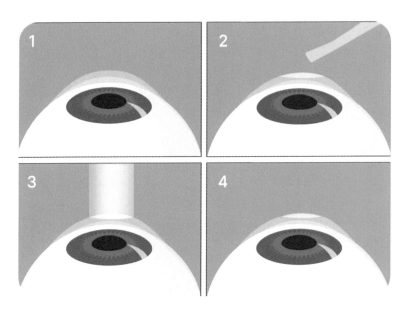

Laser epithelial keratomileusis LASEK 수술법

1. 잔여 각막이 라식보다 두껍습니다.

 팔다리로 따지면 라식은 피부와 근육을 포함한 절편을 만들고 그 아래 근육을 깎아 낸 뒤 덮어 주는 것이고 라섹은 피부만 살짝 벗겨놓고 근육을 깎아 내는 것입니다. 남아 있는 근육량(각막 실질 양)은 당연히 라섹의 경우에 더 많을 수밖에 없습니다. 잔여 각막이 두껍게 남을수록 각막 확장증과 같은 부작용 확률은 줄어듭니다. 수술하는 사람도 수술 받는 사람도 마음의 부담이 덜할 수밖에 없습니다.

2. 절편 자체가 만들어지지 않습니다.

 그리하여 이후 운동 중 충격 또는 아이 손에 찔린다던지의 사건에 의하여 절편이 소실될 일이 없습니다. 또한 절편 아래쪽으로 염증이 생기는 등의 합병증이 없습니다.

3. 건조증이 라식보다 덜합니다.

 눈에 행해지는 모든 수술은 건조증을 유발합니다. 그러나 라섹은 라식에 비해 각막 실질의 각막 신경이 절단되지 않으므로 6개월 정도 지나면 수술 전과 거의 유사한 눈물막 패턴을 보입니다.

단점은 통증이 심하다는 것입니다.

각막은 상피가 벗겨지면 이루 말할 수 없는 통증을 유발합니다. 눈이 따끔거려서 뜨지 못할 정도입니다. 라식은 레이저를 조사한 상피 부위가 절편에 가려져 밖에 노출되지 않지만 라섹은 상피를 벗겨낸 후 이 벗겨진 부분이 외부에 노출됩니다. 치료용 콘택트렌즈를 위에 덮어 통증을 줄여주지만 상피가 다 재생되어서 각막 전면이 덮이기 전까지는 통증을 느끼게 됩니다. 예전 전통적인 방법으로 알코올이나 브러쉬를 이용해서 상피를 벗겨냈을 때는 레이저 조사 면적에 비해 더 넓은 범위의 상피를 벗겨내야 했습니다. 그럼 넓게 벗겨 놓은 상피가 중앙 부분까지 다 재생이 되어야 통증이 없어지기 때문에 환자는 4~5일간 통증에 시달렸습니다.

최근에는 레이저를 이용해서 레이저 조사 범위만큼의 상피를 벗겨내는 기술이 개발되었습니다. **trans PRK**라고 하는 기술인데 이 기술이 개발된 이후 상피가 재생되는 것이 2~3일로 빨라졌습니다. 그리하여 **2day LASEK**이라고 이름을 붙였습니다. 이틀만 아프다는 뜻으로 '투데이 라섹'이라고 부릅니다.

이처럼 안정성 측면에서 **LASEK**이 우월한 부분이 있으나 통증이 매우 크다는 단점 때문에 90년대 초 라식이 획기적인 수술 방법으로 각광받으며 크게 유행을 했었습니다. 그러나 이후 라식의 합병증들이 밝혀지고 라섹 수술 후 통증을 경감시키고 빨리 회복시키는 기술들이 개발되면서 2000년 이후로는 점점 라섹 수술 건수가 라식을 앞서기 시작했고 2010년 들어서는 라섹이 라식을 압도하기 시작했습니다.

이후 새로운 시력 교정술이 개발되었습니다. **SMILE(Small incision lenticule extraction)**입니다. **SMILE**은 무엇일까요? 보통 라식과 라섹의 장점만을 합한 수술이라고 합니다. 원리를 살펴봅시다.

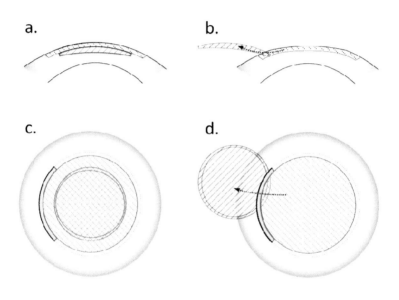

SMILE수술시 각막 단면과 앞면

SMILE 수술은 각막 실질부를 엑시머 레이저로 깎아 내지 않고 펨토초 레이저로 조각합니다. 펨토초 레이저는 투명한 조직을 통과할 수 있으며 조직의 특정 부분을 잘라낼 수 있는 가위 같은 역할을 한다고 생각하면 됩니다.

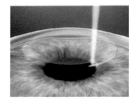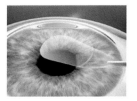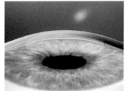

SMILE(Small Incision Lenticule Extraction) 수술법

각막 실질부를 옆에서 보았을 때 마치 공갈빵 모양, 렌즈모양(lenticule)처럼 잘라낸 후 이 잘라낸 부위와 연결되는 터널을 각막상피까지 만들고 각막상피에 2mm 길이의 입구를 만들어냅니다. 그리고 집게 포셉을 이용해 직경 2mm가량의 터널을 들어가 렌즈 모양의 **lenticule**을 잡아 빼냅니다. 그럼 각막 중심이 꺼지면서 각막이 편평해집니다. 플랩이 만들어지나 플랩의 가장자리가 각막에 다 붙어있어 플랩이 소실될 염려가 없습니다. 결국 **SMILE** 수술은 구조적으로 플랩의 안정성을 강화시킨 라식수술이라고 볼 수 있습니다. 그래서 기본적인 장단점은 라식과 비슷하다고 봐야 합니다.

스마일이 라식과 비교하였을 때 차이점은 첫째, 건조증이 덜하다는 것입니다. 라식처럼 각막 신경이 다 끊어지는 것이 아니기 때문에 각막 지각력이 라식보다는 우수할 것으로 생각됩니다. 실제 임상에서 보아도 라식보다 건조증은 덜한 경향을 보입니다. 둘째, 절편 소실 위험성이 덜합니다. 라식처럼 절편의 주변부를 절제했다가 다시 덮는 형태가 아닙니다. 특히 스마일 수술은 보우만막 이라고 하는 각막의 지지기반이 되는 구조물을 살리면서 수술이 진행되기 때문에 절편이 더 단단하게 붙어 있습니다.

라섹으로 인한 통증은 최대한 적게 만들면서 라식에 비해 안정성을 강화한 수술이 스마일 수술입니다.

24. 안내렌즈삽입술이란?

안내렌즈삽입술은 정확하게는 유수정체 인공 수정체 삽입술 이라고 합니다. 라섹 스마일 수술처럼 각막을 깎아서 굴절 이상을 교정하는 것이 아니라 눈 속에 렌즈를 넣어서 굴절 이상을 교정하는 수술입니다. 안경 렌즈를 얇게 만들어 눈 속에 넣는다고 생각하면 됩니다.

안내렌즈삽입술은 렌즈가 삽입되는 위치에 따라서 홍채 앞쪽으로 넣어주는 전방 안내렌즈삽입술, 그리고 수정체와 홍채 사이에 넣는 후방 안내렌즈삽입술로 나눌 수 있습니다.

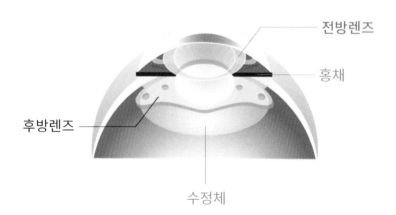

유수정체 인공 수정체 삽입술

안내렌즈삽입술이 라식, 라섹에 비해 좋은 점은 각막을 깎아 내지 않으므로 각막이 얇은 사람도 수술이 가능하고 각막을 보존하기 때문에 시력 회복이 빠르다는 점입니다. 또한 안구건조증의 염려가 거의 없습니다. 게다가 수술 후 문제가 생긴다면 렌즈를 제거하여 원래 상태로 되돌릴 수 있습니다.

그러나 전방 렌즈의 경우 각막의 뒤쪽 각막 내피와 접촉되어 내피에 손상을 줄 수 있고 후방 렌즈의 경우 수정체와 접촉되어 백내장이 일찍 유발될 수 있습니다. 따라서 안내렌즈삽입술을 할 때는 렌즈가 들어갈 곳의 공간이 충분한지 진단하고, 공간에 비해 너무 크거나 작지 않은 렌즈를 배치하는 것이 중요합니다.

결국 안내렌즈삽입술은 사전 검사를 중요하게 실시해야 하며, 검사 중 전방 깊이 검사 **ACD(anterior chamber depth)**, 각막 크기 검사 **WTW(white to white)**의 수치가 일정 수준 이상일 때만 가능합니다.

수술은 15분에서 30분 정도 소요되는 것이 대부분이며 수술 후 1주간 눈에 물이 들어가지 않도록 해야 합니다. 안내렌즈삽입술을 성공적으로 시술했다면 시력은 3~4시간에서 하루 정도면 회복됩니다.

안내렌즈삽입술은 눈 속에 외부 물질을 가지고 사는 것이기 때문에 렌즈 제거 전까지 반드시 1년에 1~2회의 정기 검사가 필수적입니다.

25. 시력 교정술, 무엇을 선택해야 할까?

라식, 라섹, 스마일수술, 안내렌즈삽입술 중 어떤 것을 택해야 할까요?

앞서 말씀드린 수술들 모두 안정성과 효능이 충분히 입증되어있습니다. 수술을 결정하는 데 있어 가장 중요한 것은 생체 계측치 입니다. 특히 라식, 라섹, 스마일은 각막을 절삭하는 것이기 때문에 환자의 각막 두께가 얇거나 각막 절삭량이 많은 초고도 근시의 경우 수술이 어렵습니다. 각막을 많이 절제하여 남아 있는 각막 두께가 너무 얇을 경우 각막이 안구내부의 압력을 버티지 못하고 늘어나는 각막 확장증이 생길 수도 있습니다. 라식의 경우 라섹보다 통증이 적고 회복 기간이 짧다는 장점이 있지만 향후 라식 플랩이 불안정해지는 문제가 있을 수 있고 건조증이 많이 생길 수 있습니다. 이러한 이유로 최근에는 라식보다 라섹이 많이 선호되고 있습니다.

스마일 수술은 통증이 적고 회복 기간이 짧으면서 플랩 관련 문제가 없습니다. 건조증도 라식에 비하면 훨씬 덜 생깁니다. 하지만 아직 가격이 비싼 편입니다.

안내렌즈삽입술은 각막 두께와 절삭량에 구애받지 않지만 눈 속에 렌즈가 들어갈 공간이 확보되어 있어야 합니다.

따라서 전방 깊이(**ACD**)가 얇거나 각막 크기(**WTW**)가 작은 경우는 시행할 수 없습니다. 안내렌즈삽입술은 시력 교정술 중 통증이 가장 적은 편이며 시력 회복도 가장 빠르지만 내 몸의 물질이 아닌 것(안내렌즈)을 평생 눈 속에 가지고 살아야 한다는 단점이 있습니다. 따라서 렌즈의 위치가 적절한지 그에 따른 부작용은 없는지 평생 검사하는 것이 중요하고 이상이 발견될 시 제거하여야 합니다.

각막 두께 대비 절삭량이 크지 않아 안전하게 수술을 할 수 있다면 안내렌즈삽입술보다는 라식, 라섹, 스마일 수술을 하는 것을 권하고 싶습니다. 또한 라섹과 스마일 수술은 각각의 장단점을 고려해 적절히 선택하는 것이 좋습니다. 각막 두께 대비 절삭량이 큰 경우는 각막 절삭술을 무리하게 시행하는 것보다 안내렌즈삽입술을 고려하는 것이 좋습니다. 다만 이전에 많이 시행되었던 전방렌즈삽입술보다는 후방렌즈삽입술을 더 권유하고 싶습니다.

26. 시력 교정술 후 유의할 점은 무엇일까?

시력 교정술 후 어떤 것을 조심해야 할까요? 각막 절삭술인 라식, 라섹, 스마일 수술과 안내렌즈삽입술 두 개의 카테고리로 나누어 살펴볼 수 있습니다.

레이저 각막 절삭술 후에는 자외선 차단이 중요합니다. 자외선은 가시광선과 달리 눈에 보이지 않아 그 양이 많은지 적은지 파악하기 어렵습니다만 중요한 것은 화창한 날뿐만 아니라 저녁이나 흐리거나 어두울 때에도 화창한 날의 60~70%에 상당하는 양이 존재한다는 것입니다. 그러므로 라섹 후 외출을 할 때는 흐리거나 어두운 날에도 항상 자외선 차단을 해야 합니다.

제가 추천하는 방법은 수술 전 쓰고 있던 안경에서 도수가 들어 있는 렌즈를 제거한 후 자외선 차단 기능만 들어 있는 렌즈를 끼워서 야외 활동 시에만 3개월 정도 착용하는 것입니다. 물론 6개월간 착용하시면 더욱 좋습니다.

우리나라에서는 문화적으로 실내에서 선글라스를 착용하지 않는 편인데다 어둑어둑하거나 흐린 날에는 선글라스를 끼는 것이 시력 저하를 일으킬 수 있기 때문에 투명한 렌즈에 자외선 차단 기능만 넣어서 쓰는 것을 권장합니다.

많은 분들이 알고 계신 것과는 다르게 렌즈의 색깔과 자외선 차단 효과는 무관하여 렌즈 색상이 어두울수록 자외선이 더 많이 차단되지는 않습니다.

또한 수술 후 소염제를 사용하는 것도 중요합니다. 라섹 후 사용하는 안약 중 가장 필수적인 것은 소염제 안약입니다. 소염제 안약은 염증 반응을 줄여주는 역할을 하는데 라섹 후 상처 부위에 생기는 염증 반응의 속도를 조절하여 각막에 흉터가 생기는 것을 예방해 줍니다. 소염제 안약은 수술을 받은 후 시기에 따라 횟수를 맞추어 점안하는 것이 매우 중요합니다. 보통 수술 직후에는 자주 점안하고 그 이후에는 횟수를 점점 줄여나가게 되는데 이 과정에서 의사가 세극등으로 눈의 상태를 검사하고 각막 혼탁의 여부와 정도를 파악하는 것이 매우 중요합니다.

소염제를 오래 쓰게 될 경우 안압이 올라가는 경우가 있기 때문에 안과 의사의 진료 후 적절한 횟수를 처방받아 넣는 것이 매우 중요합니다. 소염제 사용 중 안압이 올라가는 경우에는 특별한 증상이 없으므로 안압 상승 여부를 확인하기 위하여 반드시 안압 검사를 주기적으로 하여야 합니다.

안내렌즈삽입술 후에는 위생이 가장 중요합니다. 이 수술은 수술 기구와 렌즈가 눈을 뚫고 안으로 들어가는 방식입니다. 반면 레이저 각막 절삭술은 눈을 뚫지 않고 겉면만 조각하는 형식입니다. 눈을 뚫고 안으로 들어가는 방식의 수술은 가장 큰 합병증인 안내감염을 일으킬 수 있기 때문에 반드시 위생 관리에 힘써야 합니다. 눈 속 감염의 경우 치명적일 수 있기 때문입니다.

따라서 수술 후 창상이 아무는 1주일까지는 눈에 물이나 이물질이 절대 들어가지 않도록 하여야 하며 눈을 비비는 행위도 금해야 합니다. 그리고 항생제와 안약을 꾸준히 투여하여 혹시 있을지 모르는 균을 살균하고 감염을 방지해야 합니다. 1주일이 지나더라도 창상이 단단하게 나은 것이 아니기 때문에 흐르는 물만 들어갈 수 있도록 하고 목욕탕, 수영장과 같이 고여 있는 물에 머리를 담그는 것은 금해야 합니다.

안내렌즈삽입술 후 대표적인 부작용 중 각막 내피세포 감소증이 있습니다. 이것은 각막의 안쪽을 감싸고 있는 내피세포라는 것이 일반인에 비해 빠르게 줄어드는 것입니다. 눈을 비빌 때 각막이 눌리면서 눈 속의 렌즈와 접촉하여 내피세포가 손상되는 것으로 알려져 있습니다. 따라서 안내렌즈삽입술을 시행한 경우 렌즈 제거 전까지는 눈을 비비지 않는 것이 중요하고 알러지성 결막염이 있다면 가려울 때마다 병원을 방문하여 적극적으로 치료받는 것이 좋습니다.

27. 라식, 라섹 수술 후 건조증이 생기는 원인과 관리 방법은?

라식 수술 후 안구건조증의 원인으로는 4가지 원인이 있습니다.

첫 번째 각막 표면 신경(Corneal afferent nerve fiber) 손상입니다.

라식은 플랩(**flap**)을 만들기 때문에 이 과정에서 90도의 경첩 부분을 제외한 270도 정도의 각막을 잘라내게 됩니다. 이러한 과정에서 각막의 지각 신경(감각 신경)이 손상됩니다. 각막의 감각 신경이 손상되면 각막 → 삼차 신경 → 뇌간 → 안면 신경 → 눈물샘으로 이어지는 반사성 눈물 분비(**reflex tear secretion**)의 빈도가 줄어들게 되어 눈물 분비량 자체가 감소합니다. 또한 지각 신경이 둔해져 눈 깜빡임의 빈도가 줄어듭니다.

두 번째 각막 자체의 형태학적 변화입니다.

라식 수술은 각막 실질을 깎아 결국 곡률을 감소시키는 수술이기 때문에 수술 후 각막 중심부는 수술 전에 비해 편평하게 다듬어집니다. 이는 안구 표면과 눈꺼풀 사이의 접촉, 눈물막의 표면 장력에 영향을 주고 이로 인해 눈물의 증발을 가속화합니다.

세 번째는 흡입링에 의한 각막 주변부 손상입니다.

기계식 칼날을 이용해 뚜껑(**flap**)을 만드는 일반 라식 수술이나, 펨토 세컨 레이저를 이용해 뚜껑을 만드는 올레이저 라식이나 둘 다 안구에 음압을 걸어 안구 자체를 고정하는 흡입링(**suction ring**)을 이용하게 됩니다. 이러한 **suction ring**은 각막과 결막 모두를 감싸서 65mmHg 정도의 음압으로 각막주변부인 윤부(**cornea limbus**)에 압박을 가하게 되고 이 과정에서 각막 윤부가 손상 받게 됩니다. 각막 윤부에는 눈물막의 점액층을 형성하는 점액을 분비하는 술잔 세포(**goblet cell**)가 풍부하게 있는데 각막 윤부가 망가지면 점액 생성에 문제가 생깁니다. 반면 라섹(**LASEK**)은 각막 절편 형성 과정이 없기 때문에 흡입링(**suction ring**)에 의한 손상은 없습니다.

네 번째는 기존의 안구건조증이 수술 후 더욱 악화하는 것입니다.

현대에 와서 안구건조증은 눈 표면의 염증성 질환으로 인식되고 있고 다양한 염증 물질들이 건조증을 악화하는 것으로 확인되고 있습니다. 눈 표면을 절삭하는 라식은 회복과정에서 염증 반응을 더욱 악화시킵니다. 이로 인해 안구 표면의 염증 반응이 증가하고 눈물의 삼투압을 증가시켜 건조증 증상이 더욱 심해지게 됩니다.

LASIK 후 발생한 건성안의 경우 대체로 치료가 어렵습니다. 눈물샘까지 이어지는 각막 신경이 한번 손상되고 나면 다시 회복되지 않기 때문입니다.

그러므로 손상을 악화시키지 않고 외부에서 눈물 양을 늘려주는 대증적 치료를 하게 됩니다.

 간단하게는 인공 눈물을 자주 점안하는 것이 있습니다. 하루에 5~6회 눈물을 공급해 줌으로써 우리 눈에 부족한 수분을 보충해 줍니다. 인공 눈물을 자주 넣는데도 건조증이 심하다면 눈물이 내려가는 눈물점을 폐쇄하여 눈에 남아 있는 눈물 양을 늘려주는 눈물점 폐쇄술을 시행할 수 있습니다.

 이러한 치료를 해도 건조증이 심하여 각막 표면에 자꾸 문제가 생긴다면 수분을 머금는 능력이 뛰어난 함수율이 높은 치료용 콘택트렌즈를 사용하거나 생리 식염수를 채워서 어항 같은 역할을 할 수 있는 공막 렌즈 등을 사용해 볼 수 있습니다.

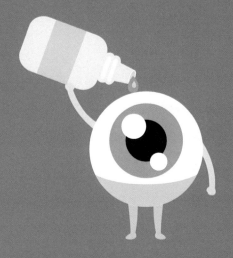

"하루에 5~6회 눈물을 공급해 줌으로써
우리 눈에 부족한 수분을 보충해 줍니다."

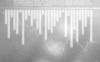

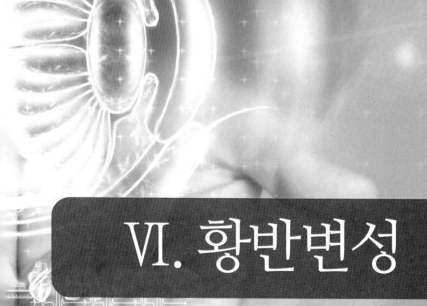

VI. 황반변성

28. 황반변성은 무엇일까?

황반변성, 특히 나이관련황반변성(**Age-related macular degeneration-AMD**)은 망막의 중심부인 황반에 염증이 생겨 시력이 저하되는 병입니다. 가운데만 까맣게 안보이기도 하고 휘어 보이는 증상으로 나타날 수 있으며 보통 60세 이상의 고령에서 발발합니다. 이러한 황반변성은 다양한 원인에 의해 발생할 수 있는데 가장 주요한 원인은 노화입니다. 이번에는 황반변성의 원인에 대해서 알아보겠습니다.

● **노화:** 즉 나이가 들수록 발병률이 증가합니다. 질환의 이름 그대로 대규모, 다기관 연구를 통해 나이관련황반변성은 나이가 증가함에 따라 유병률과 발병률이 급격히 증가합니다.

● **흡연:** 흡연에 의해 위험도가 두세 배 정도 증가하므로 담배는 꼭 끊어야 합니다.

● **비만:** BMI가 25 이상인 경우 발병률이 2배 정도 증가한다는 보고가 있습니다. 규칙적인 운동과 식습관 조절을 통해 적정 체중을 유지해야 합니다.

● **음식:** 기름지거나 튀긴 음식은 피하는 게 좋고, 녹황색 채소, 오메가3가 많이 포함된 등 푸른 생선을 섭취하는 것이 도움이 됩니다.

● **유전:** 유전적인 요인 또한 여러 연구를 통해 보고되었습니다. 그러나 다른 복합적인 요인들이 많이 관여하므로, 나이관련황반변성을 유전 질환이라고 하기는 어렵습니다.

● **자외선:** 자외선 또한 황반변성의 유발 요인으로 알려져 있습니다. 외출 시에는 선글라스나 자외선 차단 안경을 쓰는 것이 좋습니다.

● **황반변성의 증상:** 가장 대표적인 증상은 물체가 휘어져 보이는 것입니다. 일상생활을 예로 들면, 물을 따를 때 물줄기가 휘어져 보여 물을 따르기 어렵다든지, 전화 버튼이 잘 안 보여 전화를 거는 데 어려움이 있다든지, 물체의 뾰족한 부분이 잘 안 보여 찔려 다치는 경우가 있습니다. 이후에 병이 진행하면 가운데 부분이 까맣게 보이게 됩니다. 중요한 점은 한쪽 눈에 먼저 발병한 경우에 반대쪽 정상인 눈을 사용하게 되어 이상을 느끼지 못할 수도 있다는 것입니다. 따라서 수시로 한 눈씩 가리고 이상 증상이 있는지 자가 검진을 하는 것이 필요합니다.

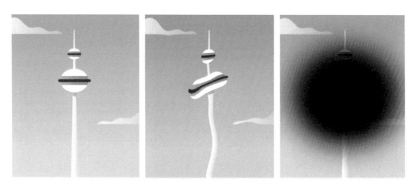

황반 변성으로 인한 변시증

29. 황반변성은 어떻게 치료해야 할까?

황반변성은 어떻게 치료하여야 할까요? 황반변성은 크게 건성 황반변성 (**dry type AMD**)과 습성 황반변성(**wet type AMD**)으로 나뉘는데 건성 황반변성의 경우 영양제 복용과 생활 습관 개선 등의 대증 요법을 시행하게 됩니다.

건성 황반변성은 병의 진행이 빠르지 않은 경우가 많습니다. 다만 건성 황반변성을 가진 경우 **AREDS2 formula**라고 하는 루테인, 지아잔틴을 포함한 일군의 영양제를 꾸준히 복용함으로써 건성에서 습성 황반변성으로 넘어가는 것을 방지해 주어야 하며, 자외선 차단, 금연 등의 생활 습관 개선으로 건성 황반변성이 진행하지 않도록 해야 합니다.

습성 황반변성은 병이 급격히 진행되고 눈 안의 출혈이나 실명을 일으킬 수 있으므로 적극적으로 치료해야 합니다. 치료법에는 레이저 치료, 수술 등이 있지만 최근 가장 많이 사용하고 있는 치료는 안구 내 주사입니다.

안구 내 주사는 정맥 주사에 비해서 약제의 전신적인 부작용을 줄일 수 있고 망막에 효과적으로 약제가 닿을 수 있으며, 눈 속에 머물러 있는 동안 약효가 유지되는 장점이 있습니다.

이전에는 항염증 작용을 할 수 있는 스테로이드 주사도 사용하였으나 최근에는 혈관 내피 성장 인자(vascular endothelial growth factor-VEGF)를 억제할 수 있는 항혈관 내피 성장 인자 제제들을 사용하고 있습니다. 이는 바이오 의약품으로 유명한 아바스틴(Avastin), 루센티스(Lucentis), 아일리아(Eylea)등입니다.

이러한 anti-VEGF 제제는 눈 안에 주사되어 VEGF를 억제하고 그 결과 황반 변성에서의 신생 혈관 생성이 멈추고 염증이 줄어들면서 시력을 호전시킵니다. 다만 한 번의 주사로 호전되지 않으므로 반복적으로 주사를 맞아야 하는데 주사 횟수는 의사의 판단에 따라 달라집니다. 환자의 상황과 황반 변성의 타입에 따라 적당한 주사제를 선택하는 것이 중요합니다.

30. 황반변성에 좋은 음식은?

황반변성을 예방하는 데는 항산화제 및 카로티노이드의 섭취가 중요합니다. 카로티노이드는 채소와 과일의 색을 구성하는 성분으로 망막의 색소를 구성하는 데도 쓰입니다.

1. 지중해식 식단

지중해식 식단은 연령관련황반변성(**AMD**)의 위험을 감소시킬 뿐만 아니라 심장 질환의 예방에도 탁월한 효과를 발휘하는 것으로 알려져 있습니다. 지중해식 식단은 녹색 채소와 과일, 아몬드 호두와 같은 견과류를 포함하며 소고기, 돼지고기와 같은 육류보다는 해산물을 주요 단백질원으로 이용합니다. 지방으로는 버터보다는 올리브유를 선택하며 주요 탄수화물 공급원으로는 통곡물빵과 파스타 그리고 요구르트와 치즈 같은 유제품을 많이 포함합니다. 이런 식단에는 루테인, 지아잔틴과 같은 카로티노이드가 풍부하며 항산화제인 비타민**C, E**도 풍부하게 들어 있습니다. 지중해식 식단에는 레드 와인도 포함되어 있습니다. 레드 와인을 하루 한 잔 정도 섭취하면 폴리페놀이라는 강력한 항산화제를 흡수할 수 있으며 심장 질환과 백내장 예방에 도움을 줍니다.

2. 저혈당 지수 식단

Low GI(저혈당 지수) 식이 요법은 당뇨병을 관리하는 데 도움이 되는 식단으로 널리 알려져 있으나 연령관련황반변성 (**AMD**)의 예방과 진행을 억제하는 데도 도움이 됩니다. 일부 음식은 혈당을 급격하게 급등(**High GI**)시키는 반면 어떤 음식은 혈당을 완만하게 높입니다(**Low GI**). **'High GI'** 음식을 **'Low GI'** 음식으로 바꾸어 먹는 것이 저혈당 지수 식단의 핵심입니다. 저혈당 식단의 예는 아래와 같습니다.

- 아침에 설탕을 포함한 시리얼 대신 오트밀 또는 뮤즐리로 대체하는 것
- 흰쌀밥 대신 도정이 덜 된 현미밥을 먹는 것
- 식빵 대신 통밀빵을 먹는 것
- 국수 대신 듀럼밀 파스타와 구운 감자 대신 고구마를 먹는 것
- 감자칩이나 스낵류 대신 견과류를 섭취하는 것

이는 혈당을 급격히 올리지 않으므로 당뇨병 환자의 치료에도 도움이 되면서 높은 혈당으로 인해 산화 반응이 연령 관련 황반 변성을 진행시키는 것을 막아줍니다.

3. 영양제 복용 AREDS2 공식에 따라

연령관련황반변성 진행을 늦출 수 있는 유명한 보충제의 조합이 있습니다. 이를 **AREDS2(Age-related eye disease study) formula**라고 하며 특정 형태의 **AMD**를 가진 환자군은 공식적으로 이를 섭취할 것을 권고하고 있습니다.

이 **AREDS2 formula**는 다음과 같습니다.

비타민**C(500mg)**, 비타민**E(400IU)**, 루테인(**10mg**), 지아잔틴(**2mg**), 산화 아연(**80mg**), 산화 구리(**2mg**)

　시중에 루테인, 지아잔틴을 포함한 영양제가 많이 출시되어 있지만 대부분 루테인, 지아잔틴의 하루 복용 함량이 낮거나 함께 섭취해야 하는 산화 아연과 산화 구리 등이 빠져 있는 경우가 많습니다. 일반인이 건강을 증진하기 위해 함량이 낮은 영양제를 복용하는 것은 문제가 없으나 황반변성 환자가 질병의 진행을 늦추기 위해 복용을 하는 경우 위의 **AREDS2 formula** 함량을 다 포함하고 있는 영양제인지를 꼭 확인하여 복용해야 효과를 기대할 수 있습니다.

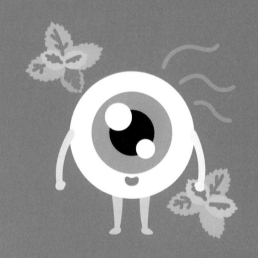

"카로티노이드는 채소와 과일의 색을
구성하는 성분으로 망막의 색소를
구성하는 데도 쓰입니다."

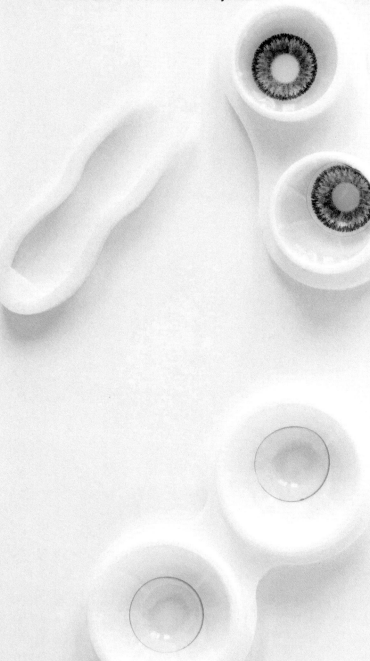

VII. 눈 표면 질환

31. 콘택트렌즈를 올바로 착용하는 방법은?

많은 분들이 콘택트렌즈를 착용합니다. 특히 하드 렌즈보다는 소프트 콘택트렌즈를 많이 착용합니다. 콘택트렌즈를 건강하게 착용하려면 어떻게 해야 할까요?

첫 번째는 위생이 가장 중요합니다.

다회용 콘택트렌즈의 경우 보존액에 담그고 재사용을 하게 되는데 이러한 과정 속에서 세균에 감염될 수 있습니다. 콘택트렌즈를 보관할 경우 잘 세척된 깨끗한 용기에 새 보존액과 함께 보관해야 하며 보관한 지 하루 이상이 지났다면 새 용액으로 갈아 주시는 것이 좋습니다. 오래된 보관 용액을 재사용하거나 보관 용액이 남아 있는 채로 용액을 보충하면 세균이 자라는 원인이 됩니다. 또한 콘택트렌즈를 착용한 후 샤워나 세수 등을 하거나 수영장을 가는 것은 금해야 합니다. 수돗물에 있는 세균이 렌즈와 눈 사이에 침범하여 감염을 일으킬 수 있기 때문입니다.

두 번째로 착용 시간이 중요합니다.

렌즈로 인한 각막 손상은 렌즈 착용 시간에 비례합니다. 각막은 눈물에서 산소를 공급받습니다. 소프트 콘택트렌즈를 장기간 착용하면 렌즈 뒤쪽으로 눈물 순환이 저해되어 새로운 눈물이 각막과 닿지 못하는데 이는 각막의 저산소증으로 이어지게 됩니다.

각막이 저산소증에 빠지면 각막 자체가 붓고 투명도가 떨어져 시력이 저해될 뿐만 아니라 각막 상피가 죽고 탈락하기 시작하여 각막에 상처가 생깁니다. 이러한 상처가 쌓이게 되면 따갑고 매우며 시린 느낌이 나게 됩니다.

이러한 각막 저산소증은 특히 염료를 입힌 컬러 렌즈에서 심한데 이는 컬러 렌즈의 염료로 인해 산소가 렌즈를 투과하는 것을 방해하기 때문입니다.

렌즈 앞쪽의 신선한 눈물에서 렌즈를 투과하여 렌즈 뒤쪽으로 산소 전달이 일어나기도 하는데 이것이 저해되어 저산소증이 더욱 심해집니다.

따라서 각막의 저산소증을 방지하기 위해서는 컬러 렌즈를 착용하지 않아야 하며 렌즈의 연속 착용 시간을 줄여야 합니다. 아침에 일어나 렌즈를 착용하고 밤에 수면 시 빼는 것보다는 집에서는 안경을 착용하는 습관을 들이고 외출 시 착용하고 집으로 귀가하면 바로 빼는 것이 눈 건강에 좋습니다.

32. 블루라이트는 눈에 안 좋을까?

블루라이트란?

세상은 빛으로 가득 차 있습니다. 이러한 빛은 눈에 보이지 않는 영역(전파, 적외선, 자외선)부터 눈에 보이는 영역(가시광선)에 걸쳐져 광범위하게 분포하는데 가시광선은 파장 380nm(보라색)부터 700nm(적색)까지 분포합니다. 블루라이트는 420~480nm의 짧은 파장을 가지는 가시광선 영역으로 파동이 짧아 투과성이 떨어지고 상대적으로 높은 에너지를 가지고 있습니다.

하늘이 파랗게 보이는 이유도 가시광선 영역의 다른 빛은 대기를 투과하지만 파란색 빛은 투과성이 떨어져 대기 중의 질소와 산소 입자에 반사되고 산란되기 때문입니다.

청색광은 햇빛에서 가장 많이 나오지만 스마트폰, 모니터, **TV**, 태블릿 등에서 사용되고 있는 발광다이오드(**LED**) 기술에 의존하는 디스플레이에서도 나옵니다.

각막과 수정체는 자외선을 흡수하여 망막을 보호하지만 청색광은 각막과 수정체를 그대로 통과하여 망막에 도달합니다.

이러한 점 때문에 청색광이 망막을 손상시킬 수 있다는 우려가 제기되었고 (**Ham et al. Retinal sensitivity to damage from short wavelength light. Nature 1976 Mar 11 260 153-155**) 최근까지 동물 연구에서는 망막의 **DNA** 손상에 청색광이 영향을 미치는 것으로 보고되었습니다. (**Retinal Neuron is more sensitive to blue light-induced damage than glia cell due to DNA double-strand breaks. Cells 2019 Jan 8(1):68**)

이러한 우려 때문에 청색광이 인간 눈의 망막 세포를 손상시키는지에 대한 여러 연구들이 이루어졌지만 실제 인간 눈에 악영향을 미친다는 데이터는 아직 부족한 실정입니다. 더군다나 디지털 기기에서 나오는 청색광은 망막에 영향을 미치기에는 조사량이 부족한 것으로 평가되었습니다. (**O'Ha-gan et al. Low-energy light bulbs, computers, tablets and the blue light hazard. Eye (Lond) 2016 Feb; 30(2):230-3.**)

많은 분들이 모니터를 오래 보았을 때 눈의 피로가 생기는 것을 블루라이트 때문이라고 생각합니다. 그러나 최근 시행된 무작위 대조 시험은 블루라이트 차단 안경이 모니터를 오래 볼 때 눈의 피로를 전혀 줄여주지 못하는 것으로 나타났습니다. (**Sumeer et al. Do blue-blocking lenses reduce eye strain from extended screen time? A double-masked randomized control trial. AJO 2021 Feb 11**)

그렇다면 모니터를 오래 볼 때 생기는 눈의 피로는 무엇 때문일까요?

이는 디지털 눈 피로와 관련이 있습니다. 사람들이 컴퓨터, 핸드폰 및 기타 디지털 장치를 사용할 때 평소보다 눈을 덜 깜빡이는 경향이 있으며 근거리 주시를 오래 하면 조절 근육이 과도하게 수축하여 이것이 지속되면 안정 피로를 일으킵니다.

또한 청색광은 다른 가시광선보다 쉽게 산란하기 때문에 청색광을 받을 때 디지털 눈 피로가 있는 상태에서 눈의 초점을 맞추기 어려울 수 있습니다. 그러나 청색광이 눈의 피로를 직접적으로 유발하는 것은 아닙니다.

블루라이트는 깊은 수면을 방해합니다.

블루라이트가 망막에 악영향을 미치는가에 대해서는 아직 합의가 이루어지지 않았지만 수면-각성 주기에 영향을 미치는 것은 거의 확실하게 받아들여지고 있습니다.

눈과 피부의 광센서는 블루라이트를 하루가 시작되었다는 신호로 받아들이며 멜라토닌 분비를 억제합니다. 따라서 저녁 시간에 청색광에 노출되면 신체에서 멜라토닌을 방출하지 않게 되어 수면 주기를 지연시킵니다.

따라서 전자 기기에서 나오는 블루라이트는 눈 건강에 악영향을 끼칠 확률은 낮지만 수면 사이클을 방해하여 피로감을 일으킬 수 있습니다. 그러므로 저녁 및 야간에는 블루라이트를 보지 않는 것이 좋습니다.

33. 눈물흘림의 원인과 치료 방법은?

눈물흘림증은 영어로 **epiphora**라고 하며 눈물이 흘러서 눈 밑이 젖어 있는 상태를 뜻합니다. 눈물흘림은 크게 두 가지 요인으로 생각해 볼 수 있습니다.

1. 눈물이 많이 만들어지는 경우

눈에 자극감이나 이물감이 있을 때 우리 눈은 보호를 위해 눈물을 쏟아냅니다. 이를 반사 눈물 분비(**reflex lacrimation**)라고 부르고 눈물 분비의 과다는 대부분 이러한 반사 눈물 분비를 통해 일어나게 됩니다.

반사 눈물 분비가 일어나는 원인으로는 안구건조증, 속눈썹 찔림, 각막 질환, 하품, 웃음 등이 있습니다.

환자분들이 가장 의아해하는 부분은 눈물흘림의 큰 이유가 안구건조증이라는 것입니다. '나는 눈물이 막 흐르는데 왜 눈이 건조하다고 하지?' 이렇게 반문하는 경우가 많습니다. 그러나 안구건조증은 상시적으로 눈물이 흐르는 기초 눈물 분비가 줄어들어 생기는 경우가 많으며 이러한 결과 눈에 반복적인 자극이 가해져 반사 눈물 분비가 증가되어 눈물흘림을 유발하게 됩니다.

대표적인 사례가 추운 겨울날 찬바람을 쐬면 안구건조증에 의한 자극으로 눈물이 고이거나 쏟아지는 경우이지요. 또한 속눈썹 찔림이나 각막의 질환이 있다면 마찬가지로 각막 표면의 불편감을 일으키게 되고 이는 반사 눈물 분비를 증가시켜 눈물흘림을 유발할 수 있습니다. 따라서 눈물흘림이 있다면 건조증이 있는지, 속눈썹 찔림이 있는지, 각막 표면 질환이 있는지 안과에 내원하여 확인해 보시는 것이 좋습니다.

2. 눈물 배출 경로가 막힌 경우

마치 화장실에 하수구가 있듯이 우리 눈에도 눈물이 밖으로 배출되는 경로가 존재합니다. 이를 눈물 배출 경로라고 합니다. 이러한 눈물의 배출은 눈물점 → 눈물소관 → 눈물주머니 → 코눈물관 → 비강 내 점막으로 이루어집니다.

이러한 눈물 배출 경로에서 한 군데라도 문제가 생기면 눈물흘림이 발생할 수 있습니다.

1) 눈물점 협착, 안검외반

눈물점은 눈물이 빠져나가는 첫 번째 구멍으로 눈꺼풀 테두리의 코 쪽 구석 위아래로 위치하고 있습니다. 이러한 눈물점이 노화에 의해 작아지는 협착이 생기면 구멍 자체가 작아져서 눈물이 바깥으로 흐르게 됩니다. 또한 노화가 되었을 때 눈꺼풀이 바깥으로 뒤집히는 안검외반(눈꺼풀 겉말림)이 발생하게 되면 안구에 붙어 눈물을 받아 주어야 하는 눈물점이 안구에 붙어 있지 못하고 허공에 뜨는 모양이 되어 눈물이 눈물점에 도달하지 못하고 바깥으로 흐르게 됩니다.

이러한 눈물점 협착은 눈물점을 넓혀 주는 눈물점 성형술로 증상을 호전시킬 수 있습니다. 또한 안검 외반의 경우 보통 눈꺼풀의 장력이 떨어지고 늘어지면서 생기기 때문에 아래 눈꺼풀 성형술을 통해 눈꺼풀의 장력을 다시 회복시켜 주면 증상을 호전시킬 수 있습니다.

2) 눈물소관, 눈물주머니, 코눈물관 폐쇄

눈물이 눈물점 다음으로 지나는 경로인 눈물소관, 눈물주머니, 코눈물관 중 어느 곳에 폐쇄가 일어나도 눈물흘림이 발생할 수 있는데, 코눈물관에 가장 빈번하게 폐쇄가 일어납니다.

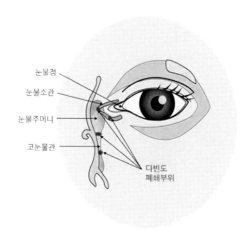

눈물 배출 경로 및 다빈도 폐쇄 부위

코눈물관 폐쇄는 노화와 관련되어 있는 것으로 알려져 있으며 정확한 원인을 모르는 경우가 많고 외상이나 감염 시에도 폐쇄가 일어날 수 있습니다. 이러한 코눈물관 폐쇄는 눈물점을 통해 물을 흘려 넣어 코로 나오는 것을 확인하는 코눈물관 관류법(**nasolacrimal duct irrigation**)을 통해 진단할 수 있으며 만약에 코로 흘러나오지 않는다면 폐쇄를 진단할 수 있습니다.

폐쇄가 확실한 경우 뭉툭한 쇠 철사를 이용하여 막힌 부분을 뚫어내는 코눈물관 부지법(**lacrimal duct probing**)을 시행하여 시술로 뚫어낼 수도 있으며 막힌 정도가 심한 경우 눈물길을 새로 만들어주는 내시경 눈물길 수술이 필요할 수도 있습니다.

3) 기능적 코눈물관 폐쇄

눈물이 눈물점을 통해 흘러가도록 하는 원리는 눈을 깜빡거리는 과정에서 코눈물관 쪽에 음압이 생성되어 이러한 음압 펌프의 기능으로 눈물을 빨아들이는 것입니다. 기능적 코눈물관 폐쇄는 코눈물관이 물리적으로 완전히 막혀 있지는 않지만 음압 펌프의 기능이 낮아져 눈물을 눈물점으로 빨아들이지 못하는 상태입니다. 노화에 의해 음압 펌프를 만들어주는 눈 주위 근육의 긴장도가 저하되거나 안면 신경 마비 등으로 근육 움직임이 마비될 때 생길 수 있습니다. 만약 이러한 기능적 코눈물관 폐쇄로 인해 눈물이 흐른다면 눈물점을 아주 크게 넓혀주는 존스 튜브 삽입술 등의 수술이 도움이 될 수 있습니다.

34. 알러지성 결막염은 왜 생길까?

눈은 우리의 장기 중 유일하게 점막이 밖으로 노출되는 기관으로 각종 오염 물질 등 외부의 자극에 취약합니다. 알러지성 결막염은 과민 반응을 유발하는 물질이 결막과 접촉하여 결막에 염증을 일으키는 질환을 말합니다.

알러지 결막염을 일으키는 원인은 매우 다양합니다. 봄과 가을철에는 공기 중의 미세 먼지나 꽃가루가 대표적이며 통년성 알러지의 경우 집먼지진드기, 곰팡이, 풀, 음식물, 비누, 화장품, 동물의 비듬 등이 원인인 경우가 많습니다.

대부분은 증상이 경미한 계절성 알러지 결막염이지만, 아토피 피부염을 동반한 아토피각결막염, 콘택트 렌즈 착용에 의한 거대유두 결막염, 각막 손상을 동반할수 있는 봄철각결막염처럼 심한 형태의 알러지 결막염도 있습니다.

알러지 결막염의 대표적인 증상으로는 눈 또는 눈꺼풀의 가려움증이 있으며 결막(흰자)이 충혈 되고, 눈의 전반적인 통증, 눈물흘림이나 분비물 증가 등이 있을 수 있습니다. 또한 결막을 손으로 비비게 되면 결막이 부풀어 오르는 결막 부종이 나타날 수 있습니다.

치료는 회피 요법과 안약 치료를 사용합니다. 알러지의 원인이 되는 물질을 알고 있는 경우 생활환경에서 항원 노출을 피하는 회피 요법이 가장 효과가 좋습니다.

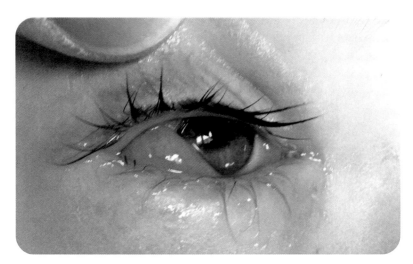

알러지성 결막염에 나타난 결막 부종

그러나 정확한 원인 물질을 찾을 수 없는 경우 증상 완화를 위해서 약물 치료를 시행합니다. 항히스타민제, 비만 세포 안정제, 스테로이드 점안제, 혈관 수축 점안제 등을 사용합니다.

이 중 스테로이드 점안제는 장기간 사용할 경우 안압 상승 또는 백내장을 유발할 수 있으니 사용에 주의를 기울여야 합니다.

알러지 결막염이 있는 경우 가장 힘든 부분은 가려움증입니다. 눈을 비비게 되면 일시적으로 가려움증이 해소되는 듯 하지만 결과적으로 염증을 더 유발하여 증상이 심해지고 심한 부종을 유발하는 등 결막염을 악화시키기 때문에 눈은 비비지 않아야 합니다. 안약을 바로 넣을수 없는 상황이라면 냉찜질을 하거나 인공 눈물을 넣는 것만으로도 가려움증을 완화할 수 있습니다.

계절성 알러지가 있는 경우 꽃가루가 날리는 계절에는 되도록 외출을 피하고 가능한 창문을 닫는 것이 좋습니다. 외출 후에는 반드시 샤워를 하고 손을 깨끗이 씻는 것이 중요합니다.

35. 눈 깜빡임의 원인은?

눈 깜빡임은 크게 3가지 원인에서 비롯됩니다.

1. 안구 불편감
2. 굴절이상
3. 정신과적 문제

이 중에서도 안구가 불편하거나 굴절이상이 있어 눈을 깜빡이는 경우가 많습니다.

1. 안구불편감

안구 불편감을 일으키는 원인은 크게 2가지 알러지성 결막염이나 속눈썹 찔림입니다. 알러지성 결막염은 소양감(가려움증), 이물감, 결막 부종, 눈곱 등을 일으키는 질환으로 아이가 눈을 깜빡이면서 눈을 자주 비비는 것 같다면 이를 먼저 의심해 봐야 합니다.

결막에 염증이 심하여 유두 부종이 있는 경우 모래가 굴러다니는 듯한 이물감이 나타나기 때문에 환아가 눈을 자주 깜빡이게 됩니다.

증상이 심한 아이들에게서는 눈꺼풀 아래쪽이 다크서클이 생긴 것처럼 착색이 되며 피부가 거칠거칠해지고 데니 모간 주름이라고 부르는 주름을 관찰할 수 있습니다. 다행히 대부분의 알러지성 결막염은 약물 치료에 효과적이기 때문에 적절한 약물 치료를 통해 빠르게 증상을 경감할 수 있습니다.

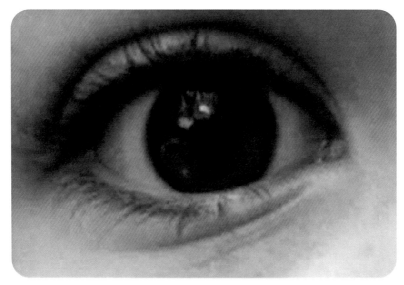

알러지성 결막염, 안검 착색과 데니모간 주름

두 번째 원인은 속눈썹 찔림입니다. 속눈썹이 계속해서 눈을 찌른다면 불편감이 들겠죠? 이러한 불편감을 없애기 위해 눈을 계속 깜빡이게 됩니다. 속눈썹이 찔리는 원인은 안검내반, 속눈썹증 등의 여러 가지 원인이 있습니다만 동양인 어린이에게서는 덧눈꺼풀이 가장 흔하게 나타납니다.

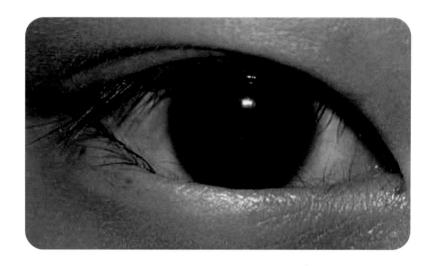

덧눈꺼풀로 인한 속눈썹 찔림

아래 눈꺼풀의 피부가 두텁고 눈둘레주위근이 두텁게 형성되어 나타나는 현상으로 아래쪽 속눈썹을 안쪽으로 밀어 속눈썹과 안구가 닿게 만드는 병입니다. 이러한 덧눈꺼풀의 경우 심하지 않으면 안약 치료를 시행하지만 속눈썹이 많이 닿고 증상이 심하게 나타나면 수술적 교정을 해주어야 합니다.

2. 굴절이상

굴절 이상(근시, 원시, 난시)이 있는 경우 눈을 찌푸려서 눈꺼풀 사이 틈새를 작게 만들어 상을 선명하게 만들려고 노력하게 됩니다. TV볼 때 찡그리는 모습이 있다면 의심할 수 있습니다. 더욱이 원시가 있는 경우 모양체근에 과도한 힘을 주어 발생하게 되는 조절 피로가 발생하여 눈을 깜빡일 수 있습니다. 그렇기 때문에 눈 깜빡임이 있는 경우 안과를 방문하여 굴절 이상이 있는지 체크하는 것이 꼭 필요합니다.

드물게 사시가 있는경우에도 눈깜빡임이 심해질수 있습니다. 사시는 양 눈의 정렬이 틀어진 것을 말합니다. 가장 흔한 사시는 눈이 바깥으로 나간 외사시인데 이렇게 바깥쪽으로 나간 눈의 정렬을 다시 맞추기 위해 눈을 깜빡일 수 있습니다.

3.틱 장애

신경정신과적 문제 중 많은 부모님들이 걱정하시는 틱 장애가 있습니다. 틱 장애는 '본인의 의지와 상관없는 갑작스럽고 반복적인 근육의 움직임'으로 일과성 틱, 만성 틱, 뚜렛 증후군으로 나뉩니다. 주로 소아기에서 청소년기 남자에서 흔하게 나타나는데 이유는 정확히 밝혀진 바가 없습니다. 틱의 가족력이 있다든지, 안과적 기저 질환이 없이 눈 깜빡임이 지속할 때는 틱을 의심해 봐야 합니다.

36. 결막에 생긴 투명 주머니의 정체는?

눈의 흰자에 투명한 물집이 잡히는 경우가 있습니다. 대부분의 경우 큰 이상은 없지만 약간의 이물감을 느껴서, 혹은 거울을 통해서 발견하고 깜짝 놀라서 내원하는 분들이 많습니다.

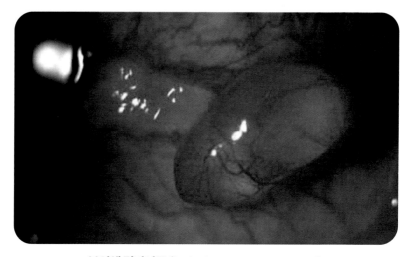

봉입체 결막낭종 (inclusion conjunctival cyst)

이는 결막낭종 이라고 부르는 병입니다. 결막낭종의 대부분이 봉입낭종(**inclusional cyst**)인데 이는 결막 표면에 있어야 할 결막 세포가 봉입(**In-clusion**)되어 결막 속으로 파고들면서 안쪽에서 주머니를 만든 병변입니다. 이 주머니 속으로 결막 세포들이 **mucin**과 같은 액체를 분비하기 때문에 이러한 것들이 차오르면서 주머니가 생기는 것입니다. 특별한 이유 없이 생기는 경우가 가장 많고, 안과 수술 후 또는 만성 염증이 지속되어 생기기도 합니다. 보통 그냥 두어도 큰 문제가 없고 저절로 사그라지는 경우도 많습니다. 이물감이 심할 때는 적극적으로 치료를 하게 되는데, 치료는 **step by step**으로 시행합니다.

1단계: 약물적 치료

저절로 호전되는 경우가 많기 때문에 약물로 부작용만 생기지 않게 한 후 지켜보는 것입니다. 마찰 충혈을 줄이기 위하여 인공 눈물을, 마찰로 인한 염증을 방지하기 위하여 소염제를 사용합니다.

2단계: 진료실 내 시술

진료실에서 가장 흔하게 행하는 것은 바늘을 이용한 천자술(**needle puncture**)입니다. 말 그대로 바늘로 찔러서 물을 빼주는 것입니다. 이 방법은 즉시 결막낭종을 없애주기는 하나 봉입된 결막 세포를 없애지는 못합니다. 따라서 재발이 잦습니다.

다만 외래에서 가장 간단하고 흔하게 처치할 수 있는 방법이므로 진료실에서 먼저 시행해 보는 편입니다.

3단계: 수술실 내 시술 및 수술

재발하면 수술실에서 하는 시술이나 수술을 하게 됩니다. 시술은 보통 전기 결막 소작술을 시행합니다. 마치 바늘 같은 전기 소작기를 낭종 안으로 천자해 넣습니다. 그리고 전기를 흘려 봉입된 결막 세포들을 파괴합니다.

수술도 시행할 수 있습니다. 점안 마취로 시행하며 결막 낭종 주변부 결막을 길게 오려 낸 후 낭종 자체를 꺼내는 것입니다. 수술 시 가장 중요한 것은 낭종을 터트리지 않고 꺼내는 것입니다. 그러나 마음 같지는 않아서 낭종과 결막 사이의 유착이 있을 경우 터지는 경우도 있습니다. 이러한 경우 최대한 봉입된 결막 조직을 깨끗이 정리하고 나와야 재발하지 않습니다.

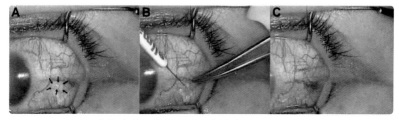

엘만 전기 소작기를 이용한 결막낭종 제거 시술

결막 낭종 자체는 시력에 큰 영향을 미치거나 염증을 많이 유발하는 질환이 아닙니다. 저절로 사라지는 경우도 흔하고 치료 방법도 단순한 경우가 많습니다. 따라서 낭종이 있다고 불안해할 필요는 없습니다. 그러나 낭종처럼 보이지만 단순 봉입 낭종이 아닌 경우가 있습니다. 종양성 병변인 경우도 있고 림프관 문제가 있는 경우도 있습니다. 또는 낭종이 아니고 만성 부종인 경우도 있습니다. 그러므로 낭종이 관찰된다면 가까운 안과 전문의의 진찰을 받아보시는 것이 좋습니다.

37. 눈꺼풀 비립종, 어떻게 치료할까?

눈꺼풀 주위로 오돌토돌하게 올라오면서, 안에는 하얀 물질이 차 있는 비립종을 겪어본 적이 있으신가요?

비립종은 피부 맨 겉층에 생기는 것으로 공처럼 주머니 모양을 하고 있으며 속에는 각질(**keratin**)이 차 있는 병변입니다. 피지가 들어 있는 것이 아니므로 코나 이마 등 피지 분비가 활발한 곳보다는 눈꺼풀 주변 등의 피부가 얇은 부분에 주로 생기게 됩니다.

대체로 염증은 동반되지 않아 빨갛게 발적이 되는 일은 드물며 보통 한 개나 두 개 정도 단독 병변으로 위치하는 경우가 많고 주변으로 전염되지는 않습니다.

특별한 원인 없이 생기는 경우가 대부분이나 피부 화상 이후, 또는 스테로이드 연고를 장기간 사용한 후에 발생할 수 있으며 파라핀 성분이 들어 있는 화장품을 사용했을 때도 생길 수 있습니다.

비립종은 특별히 치료하지 않아도 괜찮으나 보통 미관상의 문제 때문에 제거하게 됩니다, 치료방법으로는 절개 및 압출, 또는 레이저 치료가 있습니다.

절개 및 압출은 말 그대로 멸균된 바늘이나 칼로 비립종의 피부를 절제한 후 안에 들어있는 묵은 각질과 세포를 눌러서 짜내는 방법입니다. 이때 중요한 것은 2차 감염이 되지 않도록 절제 후 항생제 연고를 사용하는 것입니다.

레이저 치료는 비립종을 태우는 방법입니다. 보통 야그 레이저를 이용하며 간편하고 흉터도 적게 남습니다.

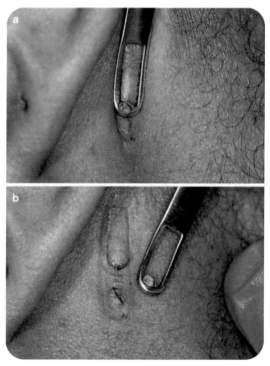

비립종 절개 및 압출

비립종을 예방하려면 어떻게 해야 할까요?

주기적으로 따듯한 찜질을 시행하는 것이 좋습니다. 따듯한 찜질은 모공을 열어 뭉친 각질을 배출시킵니다. 세안시 각질 제거제를 사용하는 것도 도움이 됩니다. 다만 각질 제거제를 너무 자주 사용할 경우 피부를 상하게 할 수 있으므로 자극적인 것을 사용하거나 너무 자주 사용하지 않아야 합니다. 또한 자외선을 쬐는 것도 비립종의 생성과 연관이 하니 자외선을 피하는 것도 필요하겠습니다.

비립종이 발생하면 집에서 직접 해결하려고 하시는 것보다 안과에 방문해서 치료받으시는 것이 좋습니다. 집에서 절개 후 2차 감염이 생길 경우 흉터가 남을 수도 있기 때문입니다.

38. 눈병(유행성 각결막염)이란 무엇일까?

우리가 흔히 눈병이라고 부르는 병은 정확히는 바이러스감염에 의한 각결막염입니다.

검은 동자인 각막, 흰자 부분인 결막에 감염을 일으키는 바이러스는 여러 가지가 있지만 전염성을 가지면서 흔하게 감염되는 바이러스는 **DNA** 바이러스인 아데노바이러스, 그리고 **RNA** 바이러스인 엔테로바이러스 70과 콕사키바이러스 **A24** 정도입니다.

일반적으로 눈병이라고 말할 땐 두 가지 중 하나를 일컫습니다. 첫 번째로 유행성 각막 결막염(**Epidemic keratoconjunctivitis, EKC**), 두 번째로 아폴로 눈병이라 일컬어지는 급성 출혈성 결막염(**Acute hemorrhagic conjunctivitis, AHC**)입니다. 전자는 아데노바이러스와 주로 연관이 있으며 후자는 콕사키바이러스, 엔테로바이러스와 연관이 있습니다.

이러한 바이러스 감염성 결막염이 생기면 충혈, 눈곱, 눈물흘림 등의 증상이 발생하게 되며 안약을 사용하여도 점점 진행하는 양상을 보입니다. 아폴로 눈병과 유행성 각결막염의 차이는 아폴로 눈병은 안구 결막(흰자) 부분의 출혈이 두드러지게 나타난다는 것입니다.

우리가 흔히 볼 수 있는 것은 아데노바이러스에 의한 유행성 각결막염이며 아폴로 눈병은 국내에서 1987년, 1990년, 2002년에 유행한 적이 있습니다.

유행성 각결막염은 5~7일 정도의 잠복기를 가진 뒤 질병이 시작되며 보통 한쪽 눈에서 먼저 질병이 시작됩니다. 증상 초기에는 가벼운 눈곱과 함께 눈꺼풀 결막의 여포 부종으로 인한 이물감이 시작됩니다. 이때 림프절 부종을 동반하는 경우도 있습니다.

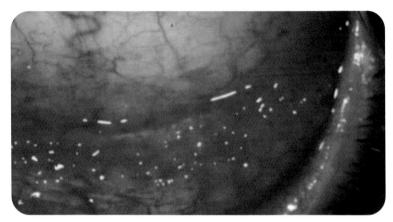

결막의 여포부종

이후 평균 10일에서 15일간 충혈, 눈곱, 눈 달라붙음, 이물감 등의 증상이 점점 심해지며 80% 정도에서는 반대쪽 눈으로의 감염이 이루어집니다. 보통 반대쪽 눈은 먼저 발생하였던 눈보다는 증상이 경미한 경우가 많습니다. 병이 점점 심해지면서 가성막(**pseudomembrane**)이 발생하거나 각막에 점상 각막염 또는 각막 미란을 일으킵니다.

　가성막(**pseudomembrane**)이란 결막의 표면에 피브린이 응고되어 형성된 막인데 이것을 적절히 제거해 주지 않을 경우 안구와 결막의 유착이 생길 수 있습니다.

　점상 각막염은 바이러스가 각막에 침투하여 점상 미란(**erosion**)을 만드는 일이며 해당 부분의 각막 상피가 벗겨져 있기 때문에 눈 시림, 눈물흘림 등이 일어나게 됩니다.

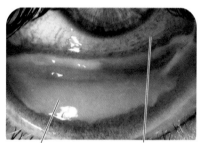

Pseudomembrane　　　Conjunctival injection

결막의 가성막 (Pseudomembrane)

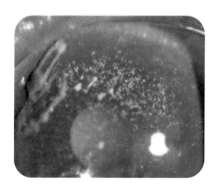

점상 각막염 (punctate corneal erosion)

14일에서 20일경 증상이 호전되고 바이러스가 소실되기 시작하며 보통 첫 번째 눈에서 증상이 먼저 없어지고 반대편 눈은 시간이 조금 더 걸립니다. 14일(2주) 이후에는 바이러스에 의한 전염력이 소실되는 것으로 알려져 있어 보통 2주간 타인에게 전염을 조심해야 합니다.

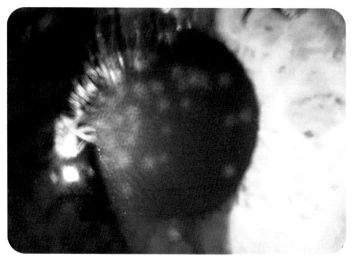

상피하 침윤 (Subepithelial infiltration)

이후 한 달 정도 건조증 증상이 동반되며 점상 각막염이 있었던 경우 흔히 상피하 침윤이라고 하는 각막의 혼탁이 발생하는 경우가 많습니다. 상피하 침윤은 눈병을 앓았던 흉터 같은 것으로 상피하 침윤이 심할 시 시력 저하, 눈부심 등을 일으킬 수 있습니다. 대개 1~6개월 정도의 기간이 지나면 없어지지만 심할 경우 그보다 더 오래 지속될 수도 있습니다. 바이러스성 결막염 감염 초기에 스테로이드 안약을 사용할 시 상피하 침윤의 발생 빈도를 줄일 수 있습니다.

이러한 눈병은 원래 수영장 이용이 활발한 여름에 많이 나타나는 것으로 알려져 있었지만 최근에는 연중 어느 때나 발생하는 것으로 바뀌고 있습니다. 물을 매개로 한 감염도 있을 수 있지만 대부분은 접촉 감염이 많으므로 최대한 눈을 만지지 않고 손을 잘 닦는 것만으로도 예방할 수 있습니다.

만약 충혈 눈곱이 있고 점점 진행하는 양상이라면 안과에 내원하여 진단을 받는 것이 좋습니다. 유행성 각결막염은 결국 시간이 좋아지면 자연스럽게 호전되지만 동반되는 가성막, 점상 각막염 등도 적극적으로 치료하여 합병증 발생을 최대한 예방하여야 합니다.

39. 다래끼의 원인과 치료 방법은?

알러지성 결막염이 호발 하는 계절이 다가오면 다래끼 환자들도 늘어납니다. 때를 놓치면 결국 째야 하는 다래끼는 왜 생기고 어떻게 치료할까요?

다래끼는 여드름과 비슷한 원리로 생깁니다. 눈꺼풀에 있는 기름샘에서 염증이 생기는데, 가장 많이 생기는 곳은 마이봄선이라고 하는 부위입니다.

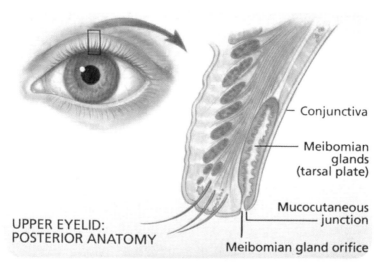

눈꺼풀 마이봄선 해부도

마이봄선이 세균에 감염되면 화농성 다래끼가 생기는데 열감, 부종, 동통을 유발하며 생기는 위치에 따라 겉다래끼(**external hordeolum**)와 속다래끼(**internal hordeolum**)로 구별할 수 있습니다. 처음에는 농양을 동반하지 않지만 시간이 지나서 심해지게 되면 농양이 형성될 수 있습니다. 세균 감염이 되지 않더라도 기름샘이 만성적으로 막혀 있으면 육아종성 염증이 생길 수 있는데 이를 콩다래끼(**Chalazion**)라고 합니다. 콩다래끼는 보통 열감, 동통이 별로 없는 편이며 덩이(**mass**)만 만져지게 됩니다.

 피지 분비가 왕성한 사람이나 기름샘 구멍이 각질로 잘 막히는 사람이 여드름이 잘 생기듯이 다래끼도 마이봄선의 분비가 왕성하거나 배출 구멍이 잘 막히는 사람에게서 잘 생기고 재발도 많이 합니다. 이러한 분들에게서는 보통 만성적인 눈꺼풀염이 동반되는 경우가 많기 때문에 눈꺼풀염을 치료하는 것이 다래끼의 재발 예방에 도움이 됩니다.

다래끼는 어떻게 치료할까요?

 발적, 부종이 있는 상태에서 온찜질을 하여 기름 배출을 원활히 해주고 항생제를 복용하여 세균의 감염을 제어해 주면 호전을 보일 수 있습니다. 그러나 농양의 크기가 크고 이미 형성되어 줄어들지 않는다면 결국 절개를 통한 배농술을 시행해야만 완전히 없앨 수 있습니다.

 다래끼를 예방하기 위해서는 눈을 만지지 않는 것이 제1순위로 중요합니다. 따라서 알러지 결막염이 호발 하는 봄 가을철에 다래끼 환자들도 덩달아 늘어나는 경향을 보입니다. 가려울 때는 비비지 말고 인공 눈물 점안이나 차가운 찜질 같은 방법을 사용하시고 최대한 눈에 손을 대지 않도록 해야 합니다. 만약 간지러움이 심해서 자꾸 비비게 된다면 반드시 안과를 방문하여 알러지 치료를 받는 것이 바람직합니다.

40. 속눈썹 연장술 후 불편감이 생기는 이유는?

속눈썹 연장술은 인조 속눈썹을 원래 있던 속눈썹에 붙이는 형태로 시행합니다. 이러한 인조 속눈썹은 합성 섬유(폴리에스터)로 이루어져 있습니다.

속눈썹 연장술이 일으킬 수 있는 안과적 질병으로는 각막 결막염(kerato-conjunctivitis), 알러지성 안검염(allergic blepharitis), 결막 미란(conjunctival erosion), 결막밑 출혈(subconjunctival hemorrhage), 견인성 속눈썹 탈모(tractional cilia alopecia) 등이 있습니다.

● 각결막염 (keratoconjunctivitis)

가장 흔한 형태로 안구 가려움증 및 안구통 충혈 등이 일어날 수 있습니다. 속눈썹 연장술 시 접착제가 안구 표면에 퍼지면서 일어나는 것으로 알려져 있고 이중 접착제에 함유된 포름알데히드(formaldehyde)가 영향을 미칩니다.

가장 흔한 점상 각막염의 형태에서부터 시작되어 각막 미란까지 보일 수 있으며 대증적인 각막 미란 치료(안연고, 인공 눈물, 치료용 콘택트렌즈)에 반응을 잘하여 빠르게 회복되는 경우가 대부분입니다.

● 알러지성 안검염(allergic blepharitis)

 알러지성 안검염은 속눈썹 연장술 후 양쪽 눈꺼풀 발적, 자극, 가려움, 눈꺼풀 부종 등으로 나타나며 양쪽 동시에 나타날 수도 있고 한쪽에만 심하게 나타날 수도 있습니다. 속눈썹 연장술 후 바로 나타나는 경우도 있으나 며칠 후에 나타나는 경우도 있어 잘 관찰하여야 합니다.

 알러지성 안검염도 마찬가지로 눈꺼풀 접착제와 연관이 있는 것으로 알려져 있고 그 중 포름알데히드(formaldehyde) 성분과 연관이 있습니다. 또한 접착제에 포함되어 있는 납과 벤젠 산(benzoic acid)도 연관이 있는 것으로 알려져 있습니다.

 마찬가지로 접착제의 성분이 영향을 미치지 않을 때까지 대증치료를 시행하며 눈꺼풀에 차가운 찜질을 시행하거나 국소적 항생제, 항염증제 연고를 사용하여 치료합니다.

● 결막 미란(conjunctival erosion)

 결막 미란은 접착제보다 눈꺼풀 고정 테이프를 이용할 때 결막에 잘못 닿아 나타날 수 있으며 벗겨진 부위의 발적, 통증, 충혈, 이물감 등이 있을 수 있습니다.

● 결막밑 출혈(subconjunctival hemorrhage)

 속눈썹 연장술 후 종종 결막이 출혈로 인해 빨갛게 변하는 결막하출혈이 일어날 수 있으며 특히 속눈썹 연장술 시 기계적 압축 과정이 포함될 때 이로 인한 자극감으로 일어날 수 있습니다. 보통 시간이 지나면 저절로 없어지는 경우가 많으며 결막밑 출혈이 아주 심할 때 결막이 노출되어 감염되는 노출 결막염을 방지하기 위해 안연고를 사용하는 경우도 있습니다.

● 견인성 탈모(tractinoal alopecia)

 견인성 탈모증은 인조 속눈썹의 견인으로 인해 속눈썹이 소실되는 병을 말하고 이러한 속눈썹 뽑힘이 모낭에 추가 손상을 일으키는 경우 모발 성장을 저해할 수 있습니다.

 속눈썹 연장으로 인한 합병증을 예방하기 위해 시술에 이러한 위험성이 있다는 사실을 시술자나 고객이 모두 인지하고 시술을 받는 것이 중요하며 기존에 안질환이나 알러지 기왕력이 있는 환자는 속눈썹 연장술을 피하는 것이 좋습니다. 속눈썹을 붙여놓은 접착제가 눈 속으로 퍼지지 않도록 속눈썹 연장을 한 후 처음 몇 시간 동안은 세안을 하지 않는 것이 좋으며 연장술 후 눈에 이상 소견이 관찰된다면 안과를 바로 방문하여 치료받는 것이 좋습니다.

41. 용접 작업 후나 스키를 탄 후 눈이 아프다면?

용접 현장을 바로 보거나 **UV** 살균기를 쳐다보고 나서 응급실에 가게 된 이야기를 들어보셨나요?

이는 광각막염(**photokeratitis**)이라고 하는 병입니다.

광각막염은 용접 작업을 하거나 살균 UV 램프를 다룰 때 또는 스키나 보드를 타는 사람의 눈 반사 설맹(**snow blind**)에 의해 발생하는데 이러한 곳에서 방출되는 자외선을 오래 쐬게 되면 각막 상피 세포가 손상되고 몇 시간 뒤에 벗겨질 수도 있습니다. 각막 상피 세포가 벗겨지면 상피 밑의 각막 신경이 노출되고 손상되어 극심한 통증을 일으킵니다.

이는 각막이 빛을 선택적으로 투과하기 때문에 일어나는 일입니다. 각막 상피는 가시광선 스펙트럼(400nm~700nm)의 빛은 투과시키지만 자외선 스펙트럼(10nm~400nm)의 빛은 흡수합니다. 특히나 290nm(**UV-C** 범위) 미만의 자외선은 거의 100% 흡수합니다. 이러한 자외선의 흡수는 각막 기질과 내피를 보호하고 나아가 망막을 보호하는 역할을 합니다. 그러나 흡수에 의해 손상을 받은 각막 상피는 세포 사멸을 일으켜 상피가 떨어져 나오게 되고 각막 상피 손상시 상피 밑의 상피하 신경총이 노출되어 극심한 통증을 일으킵니다.

이러한 광각막염은 특히 아크 용접공에게서 많이 일어나 용접공 각막 병증이라고 불리기도 하는데 또 다른 원인으로는 설원에서의 눈 반사, 야외 레저 활동에서의 과도한 햇빛 노출, 태닝 기계에 의한 눈 손상, 할로겐램프 근접 관찰 등이 있으며 살균용 UV 조명을 직접 보았을 때도 나타날 수 있습니다. 특히 야외 설원에서 활동하는 민족의 경우 야외 활동 후 시력 손상, 눈 통증 등의 증상이 나타나는 눈 실명(snow blindness)도 광각막염의 일종입니다.

이러한 눈을 세극등으로 보게 되면 점상 각막염(puntated keratopathy)이라고 일컬어지는 무수히 많은 점 모양의 각막 상피 손상을 관찰할 수 있으며 안 통증이 심하여 눈꺼풀 부음, 결막 부종(chemosis), 결막 충혈(conjunctival injection) 등이 나타날 수 있습니다.

광각막염의 치료는 간단한 편이어서 각막의 상피가 다시 자라나는 것을 기다리는 동안 연고, 인공 눈물, 경구 진통제 등을 사용할 수 있습니다. 최근에는 치료용 콘택트렌즈를 착용하는 것이 시력 호전과 통증 경감에 뛰어난 효과를 보여 가장 많이 사용되고 있습니다.

광각막염을 예방하기 위해서 용접을 할 때 반드시 보호 안경을 착용해야 하며 야외 레저 활동이 잦은 경우 UV 차단 렌즈를 이용한 선글라스를 이용하고 특히 설원에서 펼쳐지는 겨울 레포츠를 즐길 경우 UV 차단 고글을 착용하여야 합니다.

42. 결막밑 출혈이란?

눈이 갑자기 빨개진 적이 있으신가요?

눈 충혈의 경우 혈관이 늘어나는 염증성 충혈과 혈관이 손상되어 혈액이 고인 결막 출혈로 나눌 수 있습니다. 결막 출혈이 생긴 환자분들이 안구가 굉장히 빨갛게 보여서 놀란 마음으로 안과를 방문하곤 하는데, 실제로 눈에는 큰 영향을 미치지 않고 보통 3일에서 일주일 사이에 혈액이 점점 흡수되어 좋아집니다.

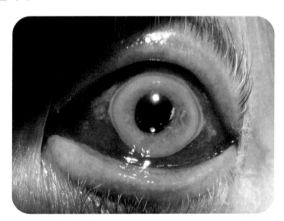

결막밑 출혈 (subconjunctival hemorrage)

이러한 결막 출혈은 아무 이유 없이 터지는 경우가 가장 많고 무언가에 강하게 부딪히거나 하는 외부 충격이 있을 때 또는 손으로 비볐을 때도 나타날 수 있습니다.

재채기를 심하게 하거나 변비가 있으신 분이 화장실에서 힘을 많이 준다거나 하는 등의 복압이 올라가는 상황에서도 보일 수 있습니다. 혈액 응고를 막아주는 아스피린 등의 약을 복용하는 경우 더욱 자주, 더 크게 나타나는 경향을 보입니다.

터진 혈관은 아물어도 정상 혈관처럼 회복되기까지 시간이 걸리기 때문에 터진 부분이 자주 터지는 경향이 있습니다. 그러나 한 달에 3회 이상 자주 터질 경우 횟수가 너무 잦은 것이고 전신적인 문제가 있는지, 특히 혈액 응고 장애가 있는지 내과 검사를 받아 보는 것도 도움이 됩니다.

안과를 방문하실 경우 결막밑 출혈을 일으킬 수 있는 소인이 있는지 찾아보는 것이 중요합니다. 영양제 복용 또는 잘못된 생활습관 등의 출혈을 유발하는 원인이 있다면 그것을 교정해 주어야합니다. 원인이 없는 원발성인 경우 보통 인공 눈물 정도를 쓰면서 경과 관찰을 하는 경우가 많습니다.

미관상 보기 좋지 않아서 약물이나 수술적 치료를 원하시는 분들도 계십니다. 그러나 아직 약물이나 수술적 치료가 치료 기간을 단축한다는 증거는 없기 때문에 경과 관찰을 하는 것이 최선입니다.

합병증으로는 노출결막병증이 있을 수 있습니다. 이는 결막밑 출혈이 심한 경우 튀어나온 결막이 공기 중에 노출되어 상처를 입고 때로는 감염까지 이어지는 것을 말합니다. 이렇듯 심한 결막밑 출혈의 경우 안 연고제를 이용하여 결막과 공기가 직접 접촉하는 것을 막아주어야 합니다.

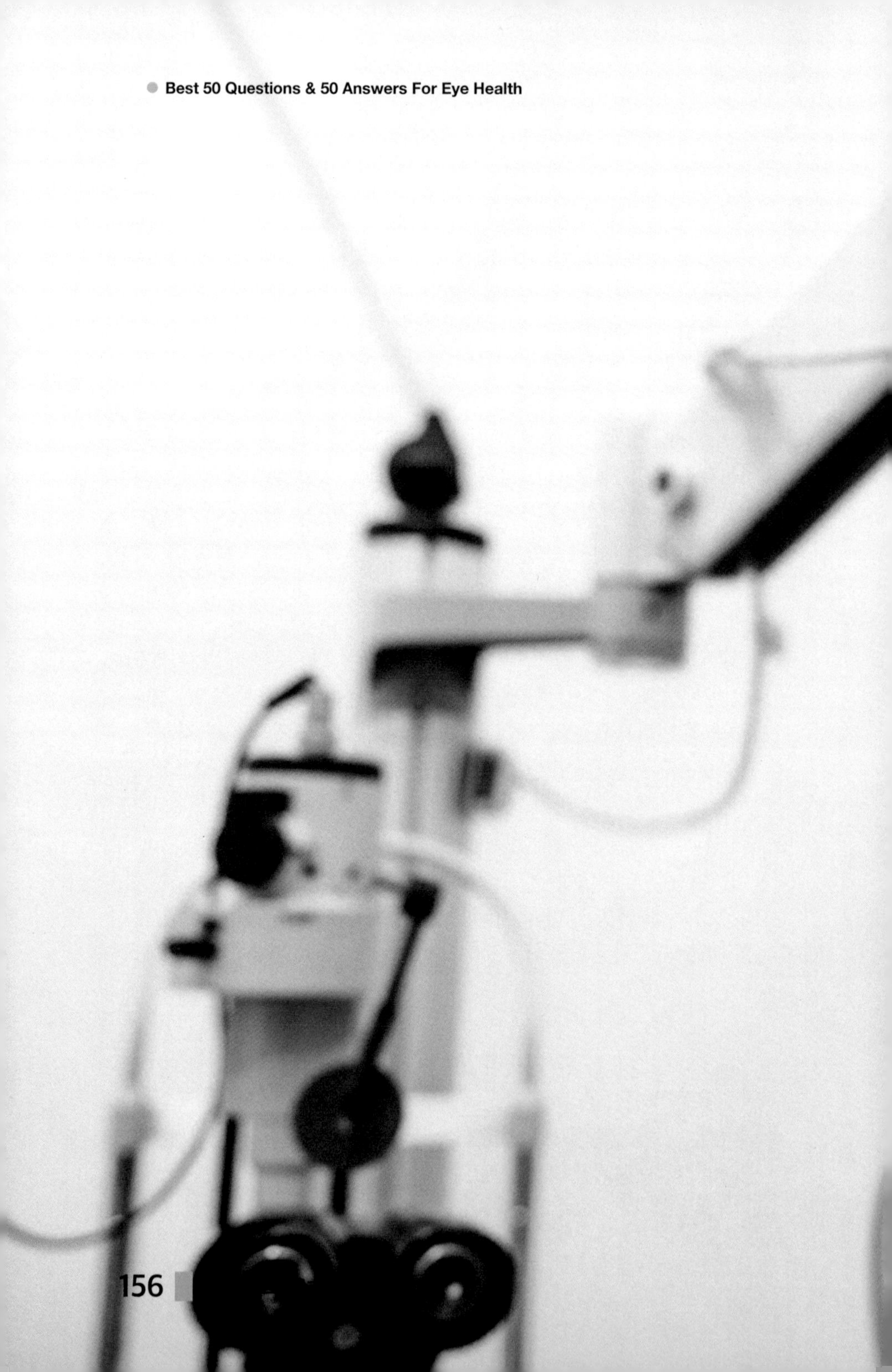

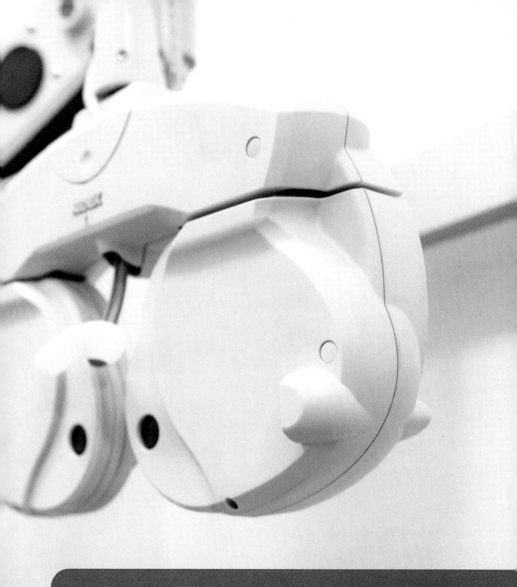

VIII. 기타

43. 눈꺼풀 떨림은 왜 생길까?

어느 날 시작된 눈꺼풀 떨림, 갑자기 눈꺼풀이 씰룩거리는 증상이 있으면 나도 모르게 걱정이 되지요?

의학적 용어로는 눈둘레근 파동(Ocular myokymia)입니다.

우리 눈의 주변에는 눈을 동그랗게 둘러싸고 있는 눈둘레근 이라고 하는 근육이 있는데 이 근육이 자의적으로 불수의적 수축을 일으키는 현상이 눈둘레근 파동입니다. 보통 마그네슘 결핍에 의한 근육 수축 장애로 알고 있어 마그네슘 보충제를 드시는 경우가 많은데 사실 현대인은 식이가 좋은 편이기 때문에 마그네슘이 근육의 불수의적 수축을 일으킬 정도로 떨어져 있는 경우가 많지 않다고 합니다.

그렇다면 이러한 눈둘레근 파동은 왜 생길까요?

눈둘레근 파동의 주요 원인으로 꼽히는 것은 피로, 스트레스, 수면 부족, 카페인 섭취입니다. 우리 몸이 받는 피로와 스트레스에 대해 가장 먼저 신호를 보내는 것이 눈꺼풀 떨림인 셈입니다. 그러므로 눈꺼풀 떨림이 느껴진다면 먼저 내가 피로하고 쉬어야 할 때가 왔다는 것을 먼저 생각하셔야 합니다. 특히 불면증이 동반되고 있다면 이에 대한 치료가 필요합니다.

매일 규칙적인 가벼운 운동을 하고, 커피, 홍차, 콜라, 초콜릿 등 수면을 방해하는 물질은 섭취하지 않는 것이 수면 장애를 개선하는 데 도움이 됩니다. 또한 카페인 섭취는 수면을 방해할 뿐만 아니라 신경을 흥분시켜 눈둘레근 파동에도 직접적인 영향을 미치기 때문에 커피는 마시지 않는 것이 좋습니다.

이러한 눈둘레근 파동은 정상인에서도 흔히 일어나며 보통 1~2주 정도 지속하다 호전되는 경우가 대부분이지만 2주 이상 지속하면서 생활에 불편함을 유발할 시 눈둘레근에 주사 요법을 시행할 수 있습니다. 주름을 없애는 미용 목적으로도 맞는 보톡스 주사를 눈둘레근에 맞는것입니다. 본디 보툴리눔 톡신이라고 하는 보톡스는 근육을 마비시키는 기능을 가지고 있어 불수의적인 근육의 움직임을 억제할수 있습니다. 보톡스는 효능을 발휘할수 있는 기한이 정해져 있기때문에 눈둘레근에 주기적으로 주사를 놓아 근육의 수축을 억제합니다.

혹시나 눈꺼풀 떨림이 눈을 깜빡거리는 증상이나, 입가나 볼을 같이 씰룩거리는 증상, 한쪽 얼굴이 마비되는 증상이 동반된다면 바로 신경과 진료를 보시는 것이 좋습니다. 이러한 경우 안면 마비나 뇌졸중 같은 병과 연관이 있을 수 있기 때문입니다.

살다 보면 누구나 한 번쯤은 겪게 되는 눈꺼풀 떨림. 내 몸이 보내는 쉬어야 한다는 신호입니다. 눈꺼풀 떨림에 대한 과도한 걱정보다는 몸과 마음을 이완하고 휴식을 취하는 것이 어떨까요?

44. 안약을 올바르게 넣는 방법은?

안과에 처음 다녀가신 분들은 약 때문에 당황하는 경우가 많습니다. 아파서 갔는데 먹는 약도 안 주고 무슨 물약만 잔뜩 주면서 눈에 넣으라고 하니, 먹는 약은 왜 안 주느냐고 물어보는 경우가 많습니다. 그러나 눈에는 먹는 약보다 안약이 훨씬 더 효과적입니다. 먹는 약은 전신 흡수를 통해 작용하는데 눈에 도달하는 용량은 매우 미미하기 때문에 외용제(안약)를 통해 눈에 직접 접촉해 주는 것이 눈에 약물의 농도를 높이 올리는 데 더욱 효과적입니다.

이전부터 안약을 자주 쓰던 분이라면 익숙하겠지만 처음 안약을 처방받은 분이라면 얼마나 넣어야 하는지, 넣는 순서는 어떻게 되는지, 실온 보관해야 하는지, 냉장 보관해야 하는지 헷갈리는 경우가 많습니다.

그럼 안약을 넣는 올바른 방법에 대해서 알아볼까요?

1. 꼭 손을 씻으세요

안약 점안 시 눈 주변을 자주 만지게 되고 이러한 행위가 감염성 결막염, 다래끼의 원인이 될 수 있습니다. 코로나바이러스도 결막을 통해서 옮는 경우가 있다고 하니 안약을 점안하기 전 꼭 손을 씻으세요

2. 안약을 아래쪽 결막낭에 넣으세요.

　오른손잡이는 오른손으로, 왼손잡이는 왼손으로 안약을 들어 올린 후 시선은 위를 향하고 반대쪽 손으로 아래 눈꺼풀을 잡아당기세요. 그럼 아래쪽 검결막이 노출되는데 이 결막과 안구 사이 공간에 점안하세요.

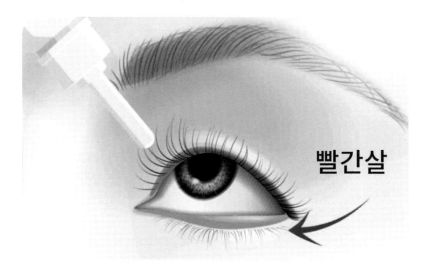

빨간살

결막낭에 점안하는 모습

3. 눈 위 3~5cm에서 떨어뜨리세요.

　눈에 닿게 하거나 아래쪽 결막에 닿은 채로 안약을 점안하는 분들이 있습니다. 이런 경우는 안약 병에 묻어 있는 균이나 바이러스에 의한 감염이 있을 수 있고 안구 자체를 찔러서 상처를 입히는 경우가 있습니다. 그러니 반드시 3~5cm 위에서 안약을 떨어뜨리세요.

4. 눈을 깜빡이지 마세요.

안약을 넣은 후 밖으로 새어 나온 안약은 가볍게 닦아내시고 눈을 깜빡이지 말고 5분간 감고 있으세요. 깜빡이면 안약이 코눈물관을 통하여 목 뒤로 넘어가게 되고 목에서 씁쓸한 맛이 느껴지면서 전신 흡수율이 높아집니다. 안약은 눈에만 오랫동안 작용해서 국소적으로 농도를 올리는 것이 효과적이기 때문에 깜빡이지 마시고 가능하면 코와 눈 사이를 눌러주시면 더 효과가 좋습니다.

5. 많이 넣지 마세요.

한 방울만 떨어뜨려도 효과는 충분하고 반 방울만 눈에 적셔도 좋은 효과가 나타납니다. 많이 짜서 흘러내릴 정도로 넣으시는 분들이 있는데 이렇게 하면 오히려 부작용 확률이 높아지기 때문에 권장하지 않습니다.

6. 콘택트렌즈를 뺀 상태에서 넣으시는 것이 좋습니다.

대부분의 일회용 안약에는 빠져 있으나 다회용 안약에는 벤잘코늄이라고 하는 방부제가 들어있는 경우가 많습니다. 이러한 벤잘코늄은 콘택트렌즈에 침착되어 부작용을 일으킬 수 있습니다. 되도록 콘택트렌즈를 뺀 상태에서 넣는 것이 좋은데 일회용 인공 눈물의 경우에는 콘택트렌즈를 착용한 상태에서 넣어도 큰 상관은 없습니다.

7. 두 종류 이상의 안약을 사용할 경우 순서는 상관없으나 5분간의 간격을 두세요

　순서는 크게 상관이 없으나 이전 안약을 넣고 바로 새로운 안약을 넣을 시 이전 안약이 작용할 시간을 갖지 못하고 쓸려나갈 수가 있습니다. 안약을 넣고 5분간 눈을 가만히 감은 후 다음 안약을 넣어주세요.

8. 실온 보관 가능합니다.

　안약 병에 따로 냉장 보관하라는 말이 씌어 있지 않으면 대부분은 안약은 실온 보관하셔도 괜찮습니다. 다만 직사광선이 닿지 않는 서늘한 곳에 보관해 주는 게 좋습니다.

　안약은 먹는 약에 비해 까다롭게 느껴지거나 익숙하지 않아 불편하게 생각될 수도 있습니다. 그러나 전신 부작용이 적고 눈에 약을 곧바로 투여할 수 있는 가장 좋은 방법이기도 합니다.

45. 눈에 좋은 영양제는?

눈 영양제는 크게 4가지로 나눠볼 수 있습니다.

1. 오메가3

오메가3는 가장 각광받는 눈 영양제 중의 하나입니다. 불포화 지방산으로 꾸준히 섭취 시 **LDL** 수치를 낮추고 혈전이 생기는 것을 막아 주는 것으로 알려져 있죠. 오메가3을 섭취하면 우리 몸의 전반적인 지질 구조를 개선해 주는데 특히 포화 지방산(동물 기름, 온도가 낮아지면 딱딱하게 굳는 것)이 낮아지고 불포화 지방산 수치가 올라갑니다. 이러한 점에 주목해서 오메가3를 복용 시 증발형 건조증의 원인인 마이봄샘 기능 이상증에 도움이 되지 않을까 주목하게 되었습니다. 많은 연구 끝에 2019년 17개의 연구를 모아 메타 분석을 하였고 오메가3 복용이 마이봄샘 기능 이상증이 도움이 된다는 결과가 국제학회지 **Cornea**에 발표된 후 오메가3는 증발형 건조증 환자에게 가장 추천되는 영양제로 자리매김 하였습니다.

마이봄샘 기능 이상은 분비물 중 포화 지방산 비율이 높아지면서 마이봄선이 막히는 것이 주 원인입니다. 건조증이 있는 분은 오메가3를 꾸준히 드셔서 마이봄의 성상을 묽게 하고 따뜻한 찜질을 자주 시행하여 막혀진 마이봄을 밖으로 배출하는 것이 좋습니다.

2. 항산화제

　항산화제로 대표적인 영양제가 안토시아닌입니다. 혈액순환 약 중에 빌베리 추출물이 들어가있는 약들, 그리고 우리가 섭취하는 과일 중 아사히베리에 대표적으로 많이 들어가 있는 성분입니다.

　우리 눈은 깨어있는 동안 끊임없이 일하는 기관입니다. 망막은 빛을 받아 색소를 분해하고, 빛을 전기로 만들어서 신경으로 보내는 일을 연속적으로 합니다. 이 과정에서 다량의 활성 산소가 쌓이게 되고 산화 과정이 일어나는데 이러한 산화 과정을 안토시아닌이 막아 주는 역할을 합니다.

　사실 안토시아닌 제제는 눈에도 좋고 혈관에도 좋으며 심장에도 좋습니다. 항산화제를 꾸준히 섭취하는 것이 사람의 몸에 긍정적인 영향을 미친다는 것은 익히 알려져 있었습니다. 연구에 의하면 안토시아닌이 녹내장, 백내장, 심지어 근시에도 좋은 영향을 끼친다는 보고들이 있으니 기회가 된다면 적극적으로 섭취하는 것이 도움이 될 수 있습니다. 안토시아닌은 레드 와인에도 다량 들어있습니다. 음주를 해야 하는 상황이라면 건강을 위해 레드 와인을 섭취하는 것이 좋습니다만 하루 한잔 정도의 레드와인만 권유드립니다. 하루 두잔 이상의 음주는 알콜에 의한 독성 때문에 지양하는 것이 좋습니다.

3. 혈액 순환 개선제

은행잎 추출물에 대해 들어 보셨나요? 뇌혈류가 개선되어 기억력이 좋아진다고 광고에 나오기도 하는 제품입니다. 신경과에서 이명과 어지럼증 완화에도 자주 활용되는 제품입니다. 이는 은행잎에 들어있는 Ginkgo Biloba라고 하는 성분 때문인데, 이 성분은 혈액 순환 개선에 도움을 준다고 알려져 있습니다.

지금까지의 연구에 의하면 은행잎 추출물(징코빌로바) 성분은 뇌나 심장과 마찬가지로 눈으로 가는 안혈류량을 증가시켜 녹내장의 진행을 늦추는 것으로 알려져있습니다.

징코빌로바 섭취 시 시신경의 혈행이 개선되고 혈류량이 증가되기 때문에 녹내장 환자에게서 도움이 될 것으로 기대할 수 있으므로 녹내장 환자분들이 영양제를 드시고 싶다고 하면 저는 은행잎 추출물을 권유하고 있습니다.

4. 망막(황반부) 구성 물질

대표적 눈 영양제로 꼽히는 루테인 지아잔틴 입니다. 미국국립안연구소(**National Eye Institute**)는 **AREDS1, AREDS2 (Age-Related Eye Disease Study)**라는 것을 진행하였습니다. 이 연구에서 베타카로틴(비타민A), 비타민C, 비타민E, 구리, 아연을 종합한 영양제를 복용하였을 때 (**AREDS1**) 중기 건성 황반변성에서 습성 황반변성으로의 진행을 25% 낮추어 주었습니다.

AREDS2 연구에서는 베타카로틴을 루테인 지아잔틴으로 바꾸어 연구를 시행하였고 루테인 지아잔틴을 섭취하는 것이 베타카로틴을 섭취하였을 때와도 비슷한 결과를 보였습니다. (베타카로틴은 흡연자가 섭취 시 폐암의 위험성을 높이는 이슈가 있어서 루테인 지아잔틴으로 대체함). 이 영양제의 조합을 **AREDS formula**라고 부릅니다.

결론적으로 중기 건성 황반변성(**Drusen**이 여러 개 있는 경우)에서 **AREDS formula**(루테인, 지아잔틴, 비타민C, 비타민E, 구리, 아연)을 꾸준히 복용하면 습성 황반변성으로 악화하는 것을 막아 줍니다.

시중의 루테인, 지아잔틴 함유 제품들은 **AREDS formula**와 비교해 그 성분이 빠져 있거나 용량이 낮은 경우가 많으므로 안과 전문의와 상의 후 복용하는 것이 좋습니다.

영양제는 건강 보조 식품일 뿐 약이 아닙니다. 먹어서 효과 보면 좋은 것이고 안 먹는다고 급격히 나빠지지 않습니다. 형편에 맞게 본인의 처지에 맞게 먹으면 좋다고 생각합니다.

다만, 중기 이상의 연령관련황반변성이 있거나 습성 황반변성이 있는 분은 루테인 지아잔틴을 포함한 **AREDS formula** 영양제를 용량에 맞추어 꾸준히 드시는 것이 중요합니다.

46. 파리가 떠다니는 것 같은 증상(비문증)은 왜 생길까?

갑자기 눈앞에 벌레 같거나 머리카락 같은 것이 떠다니는 증상을 겪어 보셨나요? 이는 벌레가 떠다닌다고 해서 비문증이라고 부릅니다.

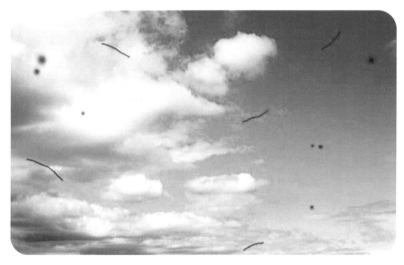

비문증 (floater)

손으로 잡으려고 해도 잡히지 않고 시선을 따라서 왔다 갔다 하는 모양을 보입니다.

우리 눈 속은 유리체라고 하는 투명한 젤리 같은 물질로 채워져 있는데 이 유리체가 세월이 지나면서 부피가 줄어들고 안에 혼탁이 생기면서 비문증이 생깁니다. 따라서 노화가 진행되는 50세 이상에서 생기는 경우가 많지만 근시가 있거나 외상에 의한 충격이 있을 경우 10대 혹은 20대부터도 발생할 수 있습니다.

이렇게 정상적인 유리체의 노화 과정으로 생기는 비문증은 위험하지 않고 누구에게나 일어날 수 있습니다. 그러나 이러한 비문증은 눈 안에 이상이 있는 병적인 상황에서도 생길 수 있습니다. 망막이 찢어지는 망막찢김이나 망막에서 피가 나서 눈 속의 유리체강내로 혈액이 퍼지는 유리체출혈, 또는 망막 찢김에서 발전해서 망막이 벽지 떨어지듯이 우수수 떨어지는 망막박리 같은 질병이 있을 때도 동일한 증상이 나타날 수 있습니다.

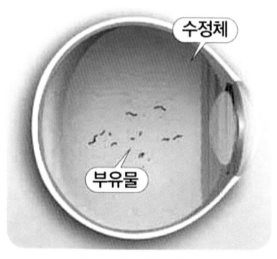

유리체에 생긴 부유물

이전에 비문증이 없었는데 갑자기 생겼거나 평상시에 느끼던 비문증보다 더 늘어난 것을 느낀다면 꼭 안과를 방문해서 망막과 유리체 검사를 받아보는 것이 좋습니다.

치료는 어떻게 할까요?

앞서 말씀드린 것처럼 비문증은 정상적인 노화 과정에서 일어날 수 있는 눈의 자연스러운 변화이기 때문에 검사를 하여서 특별한 이상이 없다면 치료를 하지 않고 경과 관찰을 하는 경우가 많습니다. 처음에는 눈에 잘 띄고 신경이 쓰여서 이걸 가지고 어떻게 사나 걱정하는 경우가 많은데 시간이 지나면서 점점 인식하지 않게 되고 옅어지는 경우가 많아서 일정 시간이 지나고 나서는 불편함이 없어지는 경우가 대부분입니다.

다만 검사를 했을 때 정상적인 비문증이 아닌 앞서 말씀드린 것처럼 망막열공 또는 유리체출혈, 포도막염과 같은 병에 의해 생겼을 경우 상황에 맞게 치료해야 합니다.

따라서 비문증이 생기면 안과 전문 병원에 내원하여 면밀히 진단을 받는 것이 좋습니다.

47. 나이가 들면 왜 눈이 하얗게 변할까?

사람을 볼 때 눈빛이 맑다, 눈빛이 탁하다는 말을 많이 하지요. 관상에서도 이목구비 중에서 안광이 가장 중요하다고도 합니다.

눈빛이 맑으려면 해부학적으로는 어떤 조건이 필요할까요? 일단 윗눈꺼풀과 아랫눈꺼풀 사이가 확실하게 벌어져 큰 눈을 형성해야 졸려 보이지 않을 것이고 까만 동자를 이루는 각막도 혼탁하지 않고 맑아야 투명한 눈처럼 보일 것입니다. 또한 각막과 홍채 사이의 공간-전방(**anterior chamber**)-이라고 하는 곳의 깊이가 깊을수록 더 깊이 있는 눈빛이 될 것이고 홍채의 색깔도 영향을 미칠 것입니다. 또한 수정체도 맑고 혼탁이 없어야 깨끗한 눈빛이 완성될 수 있을 것입니다.

나이가 들면서 눈이 자꾸 탁해 보인다. 눈빛이 좋지 않다 하는 것들은 앞서 얘기한 모든 요소들이 노화에 의해 변화되면서 옵니다. 윗눈꺼풀은 두툼하게 아래로 늘어지고 각막의 주변부에도 혼탁이 생깁니다. 백내장이 오면서 수정체가 혼탁해지고 전방의 깊이도 얕아져 가지요.

그중 거울을 보고 가장 흔하게 발견할 수 있는 것은 노인환이라 불리는 각막 주변부 혼탁일 것입니다.

노인환을 영어로는 '**arcus senilis**' 라고 하며 '**gerontoxon**', '**lipoides**' 라고도 부릅니다. 고령자에게서 주로 발생하는데 주변부 각막 기질에 지방이 침착되는 것으로, 고령, 남성, 흡연자, 고혈압, 아프리카계 미국인에게서 흔한 것으로 알려져 있고 이상지질혈증 및 고지질혈증이 있는 사람에게서 더 자주 나타납니다.

노인환은 대부분 정상적인 노화 과정에 의해 일어나는데 나이가 들어가면서 각막 주변부(윤부)의 혈관이 투과성이 증가하고 이로 인해 저밀도 지질과 지단백질이 혈관에서 누출되어 각막에 침착되는 것으로 생각됩니다. 그리하여 중심부 각막보다는 보통 윤부 혈관이 위치하는 주변부 각막에 링 모양으로 침착됩니다.

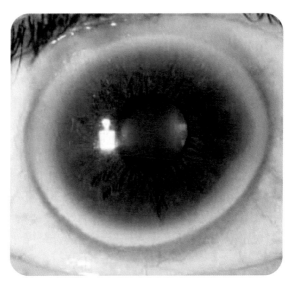

노인환 arcus senilis

주로 노년에서 나타나지만 45세 이하의 환자에서 노인환이 나타날 경우 연소환 arcus juvenilis라고 하여 이상(異狀)적인 반응으로 보는데 고지혈증이나 간질성각막염 같은 질병이 있는지 꼭 관찰하여야 합니다. 또한 노년에서 일어나더라도 보통 양측성으로 일어나는 것이 대부분인데 만약 일측성으로 일어나거나 양쪽의 차이가 클 경우 노인환 증상이 강한 쪽 눈이 저안압증 또는 편측의 경동맥 협착증으로 인한 안구 허혈과 관련이 있을 수 있습니다.

다행히 노인환이 꽤 진행한다 하더라도 시각축을 침범하는 경우는 거의 없어 시력 저하 등의 이상 증상은 일으키는 경우가 없습니다.

따라서 60세 이상의 환자에게서 노인환이 있다면 너무 걱정하지 말고 자연스러운 노화의 결과로 받아들이시면 되지만 45세 이하에서 노인환이 있다거나 60세 이상이라도 노인환이 아주 심하거나 양쪽의 노인환이 비대칭적이라면 안과를 방문하셔서 검사를 해 보시는 것이 좋습니다.

48. 담배가 눈에 미치는 영향은?

최근 20년간 흡연율은 지속적으로 감소하고 있으나 아직도 성인 남성의 흡연율은 34%에 달합니다. 흡연으로 인한 폐해는 가장 크게 폐암과 심혈관계 질환으로 알려져 있지만 눈에도 좋지 않은 영향을 미칩니다. 흡연이 눈에 미치는 영향과 그로 인해 발생할 수 있는 질환들에 대해서 알아보겠습니다.

1. 안구건조증

흡연을 하는 분들 중에서 눈물이 충분하지 않거나 눈이 적절한 기름막으로 보호되지 못할 때 담배를 피우면 눈이 따끔거리거나 충혈이 오는 것을 경험해 본 적이 있을 것입니다. 담배 연기로 인한 자극이 건조증을 더 많이 느끼게 하고 심화시킵니다. 안구건조증의 심화는 담배를 피우기 시작할 때 가장 먼저 느낄 수 있는 안구 부작용입니다.

2. 백내장

담배를 피우면 백내장이 빨리 오고 따라서 수술을 더 이른 나이에 받게 될 수 있습니다. 백내장은 눈 속의 수정체가 흐려져서 시력이 떨어지는 병으로 노화, 조직의 산화 반응과 관련이 있고 흡연은 수정체의 산화 반응을 촉진하여 백내장을 심화하는 것으로 알려져 있습니다.

3. 연령관련황반변성

황반변성은 황반이라고 불리는 망막의 중심부가 손상되는 병으로 흡연과 관련된 대표적인 눈의 병입니다. 노화와 함께 황반변성의 위험성을 높이는 증명된 인자로, 지속적으로 하루 한 갑씩 흡연한 사람이 비흡연자에 비해 황반변성의 위험성이 3배 이상 높습니다. 담배를 피우다가 끊은 지 20년 이상 지나면 비흡연자와 비슷한 수준으로 떨어지므로 금연을 하는 것이 중요합니다.

4. 당뇨망막병증(diabetic retinopathy)

흡연은 각종 혈관이 좁아져서 생기는 병의 위험 인자입니다. 가장 대표적인 것으로 심근경색과 뇌경색이 있습니다. 담배에 포함되어 있는 니코틴은 교감 신경을 자극하여 맥박, 혈압을 상승시키고 혈액 점성도를 높여 혈전 형성을 가속화합니다. 담배에 있는 일산화탄소는 혈색소와 결합하여 산소 운반 능력을 저하하고 혈액 내벽에 손상을 주어 콜레스테롤이나 기타 불순물로 혈관을 딱딱하게 만들고 좁아지게 만듭니다. 당뇨망막병증은 당뇨가 오래되어 혈관이 좁아지고 미세 혈류 순환이 잘 되지 않는 병입니다. 같은 당뇨병 환자라도 흡연 중이라면 당뇨망막병증의 합병증 위험성이 더욱 커지게 됩니다. 당뇨망막병증의 합병증으로는 망막 출혈, 황반 부종 등으로 실명과 직결되는 위험한 합병증이 있습니다.

5. 녹내장(glaucoma)

 녹내장은 상대적으로 안압이 높아 시신경의 미세 혈류 순환이 악화되고 이로 인해 시신경이 퇴화되어 생기는 병입니다. 미세 혈류 순환에 영향을 미칠 수 있는 전신 질환(고혈압, 당뇨)등이 녹내장 발생의 위험 인자이며 흡연도 마찬가지로 녹내장 발생률을 더 높이는 것으로 알려져 있습니다.

 흡연은 백해무익이라고 합니다. 단순 심혈관계뿐 아니라 폐, 위장관계에도 심각한 영향을 미칩니다. 다양한 금연 프로그램이 많으니 보건소에서 금연 상담 후 담배를 끊어 보는 것은 어떨까요?

49. 다이어트약을 복용 후 시력이 떨어질 수 있다?

 비만치료에 대한 사회적 요구가 높아지면서 다양한 다이어트 방법들이 소
개되고 다양한 약물도 시도되고 있습니다.
다이어트 약을 먹은 후 시력이 떨어졌다는 이야기를 들어보셨나요? 특정
다이어트 약 특히 토피라메이트 (Topiramate)라고 하는 약은 눈에 악영향
을 미칠 수 있습니다.

토피라메이트는 원래 신경과 약으로 개발이 되었지만 식욕억제효과가 커
다이어트 클리닉에서도 자주 사용하는 약입니다. 이 토피라메이트를 사용
할 시 일부사람에서는 눈의 섬모체라고 하는 근육의 부종을 일으킬 수 있습
니다.

섬모체부종이 나타나면 크게 3가지 일이 일어날 수 있습니다.

1. 갑자기 근시가 발생할 수 있습니다.

 섬모체가 부으면 수정체가 앞으로 밀려나게 됩니다. 앞으로 밀린 수정체
는 근시를 유발할 수 있습니다. 심하면 근시가 없던 사람이 -5.00 디옵터까
지 유발될 수도 있으며 이런 경우 세극등으로 눈을 관찰하면 수정체가 앞으
로 밀리고 있는 모습이 보입니다.

2. 폐쇄각녹내장이 유발될 수 있습니다.

섬모체가 부으면 수정체가 앞으로 밀려난다고 했는데요, 수정체가 앞으로 밀려나게 되면 수정체 앞 공간이 작아지게 됩니다. 수정체 앞 공간에는 눈 속의 물인 방수 (**aqueous humor**)가 배출되는 통로가 있는데 이 통로가 닫힘으로써 방수의 유출이 일어나지 못하게 되고, 이로 인해 안압이 올라갈 수 있습니다. 방수의 생성은 지속되지만 유출이 일어나지 않기 때문입니다. 폐쇄각녹내장이 일어날 시 안압이 40mmHg 이상 높게 올라가는 경우가 많고 이런 경우 눈의 통증, 두통, 구역감, 시력감소와 눈부심을 느끼는 경우가 많습니다.

3. 맥락막삼출이 일어날 수 있습니다.

맥락막은 망막 뒤에 위치한 혈관성 조직으로 토피라메이트 복용시 맥락막이 부으면서 망막에 주름이 질 수 있습니다. 주변부 맥락막이 붓는다면 시력에 영향을 미치지 않지만 중심부 맥락막까지 영향을 미친다면 시력저하나 변시증을 유발할 수 있습니다.

토피라메이트 복용으로 인한 시력저하는 복용횟수가 많지 않아도 복용 후 얼마든지 일어날 수 있으므로 체중조절약을 복용하고 계신다면 주의가 필요합니다. 다행히 토피라메이트 복용으로 인한 녹내장은 약물 복용을 중단하고 안과에서 안압강하제, 소염제등의 치료를 받을 시 경과가 양호한 편입니다.

50. 눈 밑 지방 재배치술 후 흰자가 붓는 이유?

요즘 하안검 수술을 하는 분들이 많습니다. 나이가 들면서 눈 밑이 불룩하게 튀어나오는 데 이를 완화하기 위해 눈 밑 지방 재배치술을 시행한다거나 눈을 가로로 길어 보이도록 뒤트임을 하고 올라간 눈꼬리를 내려 주기 위해 눈매 교정술을 하는데 이러한 것들이 하안검 수술과 관련이 있지요. 그런데 하안검 수술 후 흰자가 부풀어 오르는 결막 부종이 발생해서 내원하는 분들이 종종 계십니다. 이는 수술로 인해 림프계 순환이 일시적으로 저하되며 생기는 것인데 이해 대해 자세히 알아봅시다.

참고 논문은 **Plastic reconstruction surgery journal**에 실린 "**The comprehensive management of chemosis following cosmetic lower blepharoplasty**" 입니다. 이 논문에서 지적한 성형 수술 후 결막 부종이 발생하게 되는 원인은 3가지입니다.

● 과도한 노출

결막은 눈꺼풀 안쪽에 위치해야 하며 눈꺼풀이 깜빡거릴 때마다 밖을 덮어 주면서 습윤성을 유지해야 합니다. 그런데 전신 마취 시 눈을 뜨고 있게 된다거나, 상안검 수술 후 눈을 다 감지 못하는 경우, 하안검 수술 후 하안검이 아래로 처지면서 눈을 다 감지 못하는 경우 결막에 지속적인 자극(irritation)과 염증(inflammation)이 가해지면서 결막 부종을 일으킵니다.

● 얼굴 부종

안와에는 저류가 빠져나가는 통로인 림프관이 없어서 대신에 결막을 타고 흘러 안와 깊숙한 곳의 림프계로 빠져나가게 되는데 결막의 림프액들은 귀 앞림프결절(**preauricular lymph node**) 또는 턱밑림프결절(**submandibular lymph node**)로 배출이 됩니다. 리프팅 등의 성형 수술 시 이러한 림프 계 배출 경로를 건드리게 되면 결막 부종이 생길 수 있습니다.

● 림프 기능 이상 장애

하안검 수술 자체가 림프 배출 채널에 손상을 입히는 경우가 많고 수술 중 에 일어나는 지방 패드의 조작 밑 피부와 근육 거상술이 림프 배출 채널의 기능 저하를 유발합니다. 하안검 수술 후 결막 부종이 발생할 확률은 약 10% 정도로 높은 편입니다. 결막 부종은 수술 후 12주 사이에 잘 발생합니 다. 결막 부종이 한번 발생하면 잘 가라앉지 않아서 보통 한 달 정도의 시간 이 지나야 회복됩니다. 시간이 지나면서 증상이 저절로 해결되는 경우가 많 기 때문에 대증 요법이 주된 치료로 사용되고 있습니다. 그러나 결막 부종 이 석 달 이상 지속될 경우 수술적 치료를 고려하게 됩니다.

대증 요법으로는 안과용 윤활 연고 및 스테로이드제를 이용하여 결막이 공기에 직접적으로 노출되는 것을 막으며 염증 반응을 줄여줍니다. 압박 붕 대를 이용하여 결막하액이 차는 것을 방지할 수도 있습니다. 12주 이상의 결 막 부종이 지속될 경우 수술적 치료를 고려하게 되는데 보통 결막에 구멍을 내어 결막하액을 유출하거나 눈을 잘 감기게 하는 수술을 하여 결막의 노출 을 막고 합병증 발생을 억제합니다.